时代新健康系列

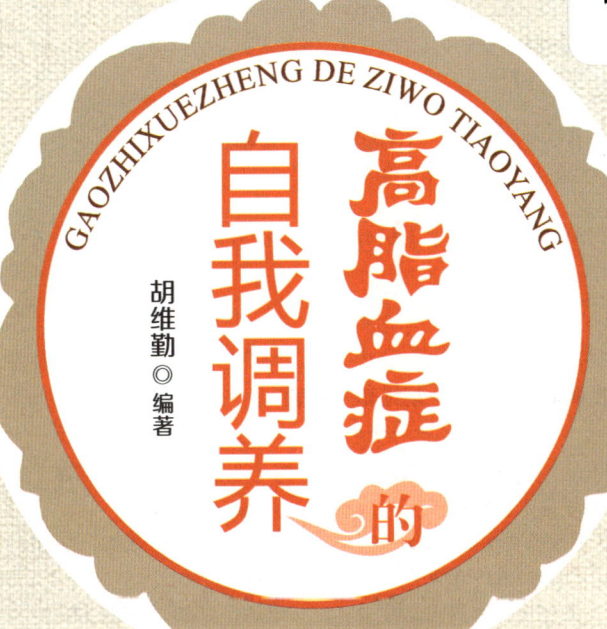

GAOZHIXUEZHENG DE ZIWO TIAOYANG

高脂血症的自我调养

胡维勤 ◎ 编著

时代出版传媒股份有限公司
安徽科学技术出版社

图书在版编目（CIP）数据

高脂血症的自我调养 / 胡维勤编著. -- 合肥：安徽科学技术出版社，2015.1（2025.6重印）
（时代新健康系列）
ISBN 978-7-5337-6494-4

Ⅰ. ①高… Ⅱ. ①胡… Ⅲ. ①高血脂病－食物疗法②高血脂病－穴位疗法 Ⅳ. ① R247.1 ② R245.9

中国版本图书馆 CIP 数据核字（2014）第 267742 号

高脂血症的自我调养　　　　**胡维勤　编著**

出版人：王筱文　　选题策划：丁凌云　吴　玲　　责任编辑：杨　洋
出版发行：安徽科学技术出版社　　　http://www.ahstp.net
（合肥市政务文化新区翡翠路1118号出版传媒广场，邮编：230071）
电话：（0551）63533330
印　　制：北京一鑫印务有限责任公司　　　电话：（010）61424266
（如发现印装质量问题，影响阅读，请与印刷厂商联系调换）

开本：720×1016　1/24　　印张：6　　字数：150千
版次：2015年1月第1版　　2025年6月第2次印刷

ISBN 978-7-5337-6494-4　　　定价：59.00元

版权所有　　侵权必究

前言 PREFACE

世界卫生组织（WHO）对新世纪"健康"的定义是：健康不仅仅是指没有疾病或者不虚弱，而是身体上、心理上、社会适应上的完好状态。其中社会适应性取决于身体和心理的素质状况，而身体健康又是心理健康的物质基础。总而言之，良好的身体状况有利于维持良好的情绪状态，保证心理健康和良好的社会适应性。

然而，随着经济的发展，人们生活水平提高的同时，生活节奏也越来越快，更多的人也出现了亚健康状态，表现为容易便秘、失眠、疲劳、颈肩腰腿痛等，这些大多是由于不良的饮食和生活习惯引起。人一旦长期处于亚健康状态，很容易导致一系列慢性疾病，如肠胃病、肝病、肾病等。另外，由于西方生活方式的引入，高蛋白质、高嘌呤食物的摄入增加，引起肥胖、高血压、高脂血症、糖尿病、痛风等病症的增多，严重影响人们的身心健康。

人们对健康的关注度逐渐升高，其实很多时候，保持良好的生活方式和饮食习惯，就能有效地调理并缓解各种病症。本套"时代新健康系列"丛书，秉承"新健康"的理念，以帮助人们调理亚健康状态、缓解各种疾病症状为目的，为读者提供各类病症的"自我调养"方式，为健康加分。

办公室一族，因长期久坐、伏案工作，工作压力大又缺乏锻炼，容易出现失眠、便秘、疲劳等亚健康症状，颈椎、腰椎也出现多种不适，严重威胁身心健康。《便秘的自我调养》《失眠的自我调养》分别为读者介绍了相应的基础知识、宜吃食物、忌吃食物、调养食谱、穴位疗法等，轻松解除便秘和失眠的痛苦；《职场疲劳的自我调养》《颈肩腰腿痛的自我调养》则从各个角度对职场各类疾病进行了深度剖析，并从食疗和穴位疗法方面全面调理各种亚健康症状，还办公室一族一个健康的身体，保证正常的生活和工作状态。

从调理常见疾病入手，《肠胃病的自我调养》《肾病的自我调养》《肝病的自我调养》《男科病的自我调养》《妇科病的自我调养》则有针对性地为患者提供可行的饮食疗法、穴位疗法、运动疗法等，让患者从多方面收获健康。

"三高"、痛风等病症通常被称为"慢性杀手"，而饮食疗法对其的预防和控制有积极作用。《高血压的自我调养》《痛风的自我调养》《糖尿病的自我调养》《高脂血症的自我调养》精心选取对症的调养食材，为患者提供实用的饮食原则和调理食谱，配合运动、穴位调养法，达到控制病情及有效预防并发症的目的。

儿童是祖国的花朵，是未来的希望，但是一些常见病也会困扰着稚嫩的他们，作为家长，拥有一本《儿童常见病的自我调养》是很有必要的，书中提供了针对儿童各种常见病的饮食和生活调养法，为孩子扫去"阴霾"，还孩子健康成长的天空。

疾病本身并不可怕，可怕的是对疾病的误解和不正确的调养方式。本套丛书所列出的调养方式，并不能代替常规医疗，如果患者病情严重，应积极就医，以免延误病情。愿本套"时代新健康系列"丛书所传达的新健康理念，为读者的身心健康带来帮助。

目录 CONTENTS

Part 1 解读生活中常见的高脂血症

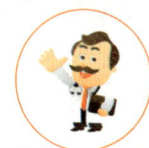

高脂血症相关基础常识……………002
血脂的概念……………002
区分"好"和"坏"胆固醇……………003
高脂血症的概念……………003
高脂血症的分类……………003
高脂血症的早期症状……………004
引发高脂血症的因素……………005
高脂血症患者的饮食原则……………006
控制脂肪的摄入量……………006
限制胆固醇的摄入量……………006
适当减少碳水化合物的摄入……………006
蛋白质供给要充足……………007
多吃蔬菜，水果适量……………008
适当增加膳食纤维的摄入量……………009
多食含维生素E的食物……………009
四类高脂血症的饮食要点……………010
高胆固醇血症饮食要点……………010
高甘油三酯血症饮食要点……………010
混合型高脂血症饮食要点……………011
低高密度脂蛋白血症饮食要点……………011
高脂血症，慎吃这些食物……………012
腊肉……………012
香肠……………012
猪肝……………012
猪腰……………012
猪蹄……………013
狗肉……………013
鱿鱼……………013
鲍鱼……………013
螃蟹……………014
鱼子……………014
香椿……………014
辣椒……………014
酸菜……………015

榴梿 …… 015	浓茶 …… 016
椰子 …… 015	黄油 …… 016
白酒 …… 015	方便面 …… 016
咖啡 …… 016	

Part 2 吃对食物，防治高脂血症

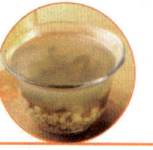 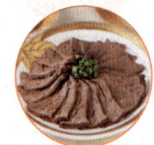

荞麦 …… 018	蘑菇竹笋豆腐 …… 027
薏米荞麦粥 …… 019	雪菜肉末豆腐汤 …… 027
荞麦凉面 …… 019	西红柿 …… 028
燕麦 …… 020	西红柿炒洋葱 …… 029
脱脂奶燕麦粥 …… 021	西红柿芹菜莴笋汁 …… 029
燕麦五宝饭 …… 021	花菜 …… 030
薏米 …… 022	茄汁烧花菜 …… 031
薏米黑豆浆 …… 023	彩椒木耳烧花菜 …… 031
荷叶薏米茶 …… 023	洋葱 …… 032
绿豆 …… 024	芝麻洋葱拌菠菜 …… 033
海藻绿豆粥 …… 025	豆芽拌洋葱 …… 033
冬瓜莲子绿豆粥 …… 025	茄子 …… 034
豆腐 …… 026	凉拌蒸茄子 …… 035

蒜泥蒸茄子 ········· 035	冬瓜绿豆粥 ········· 051
莲藕 ········· 036	海带豆腐冬瓜汤 ········· 051
素炒藕片 ········· 037	**绿豆芽** ········· 052
西芹藕丁炒姬松茸 ········· 037	黄瓜拌绿豆芽 ········· 053
竹笋 ········· 038	绿豆芽韭菜汤 ········· 053
冬笋炒枸杞叶 ········· 039	**魔芋** ········· 054
冬笋油菜海味汤 ········· 039	凉拌魔芋丝 ········· 055
玉米 ········· 040	腐竹青豆烧魔芋 ········· 055
玉米炒鸭丁 ········· 041	**香菇** ········· 056
腐竹玉米马蹄汤 ········· 041	胡萝卜炒香菇片 ········· 057
芹菜 ········· 042	香菇口蘑烩鸡片 ········· 057
芹菜烧马蹄 ········· 043	**黑木耳** ········· 058
凉拌嫩芹菜 ········· 043	木耳炒百合 ········· 059
白萝卜 ········· 044	蒜薹木耳炒肉丝 ········· 059
鸭肉蔬菜萝卜卷 ········· 045	**银耳** ········· 060
淡菜萝卜豆腐汤 ········· 045	菠萝银耳 ········· 061
黄瓜 ········· 046	苹果雪梨银耳甜汤 ········· 061
素炒三丁 ········· 047	**兔肉** ········· 062
黄瓜拌蚬肉 ········· 047	葱香拌兔丝 ········· 063
苦瓜 ········· 048	胡萝卜马蹄兔骨汤 ········· 063
干贝苦瓜粥 ········· 049	**鸽肉** ········· 064
苦瓜炒虾球 ········· 049	白果炖乳鸽 ········· 065
冬瓜 ········· 050	桑葚薏米炖乳鸽 ········· 065

驴肉 …… 066	紫菜凉拌白菜心 …… 081
酱驴肉 …… 067	苹果 …… 082
驴肉南瓜粥 …… 067	黄瓜苹果汁 …… 083
鳝鱼 …… 068	苹果玉米粥 …… 083
韭菜炒鳝丝 …… 069	葡萄 …… 084
竹笋炒鳝段 …… 069	葡萄苹果汁 …… 085
鳕鱼 …… 070	百合葡萄糖水 …… 085
香菇蒸鳕鱼 …… 071	橙子 …… 086
四宝鳕鱼丁 …… 071	橙香萝卜丝 …… 087
金枪鱼 …… 072	橙香山药丁 …… 087
金枪鱼南瓜粥 …… 073	西瓜 …… 088
金枪鱼丸子汤 …… 073	酸奶西瓜 …… 089
鲳鱼 …… 074	西瓜柠檬爽 …… 089
酱烧鲳鱼 …… 075	香蕉 …… 090
苦瓜焖鲳鱼 …… 075	香蕉牛奶 …… 091
牡蛎 …… 076	香蕉猕猴桃汁 …… 091
牡蛎茼蒿炖豆腐 …… 077	猕猴桃 …… 092
姜葱牡蛎 …… 077	黄瓜梨猕猴桃汁 …… 093
海带 …… 078	葡萄柚猕猴桃沙拉 …… 093
素炒海带结 …… 079	山楂 …… 094
白萝卜海带汤 …… 079	山楂菊花茶 …… 095
紫菜 …… 080	山楂决明子荷叶汤 …… 095
紫菜包饭 …… 081	

无花果 ······ 096	松子仁粥 ······ 099
佛手瓜无花果瘦肉汤 ······ 097	松子炒丝瓜 ······ 099
海底椰无花果猪骨汤 ······ 097	松子玉米粥 ······ 100
松子 ······ 098	松子豌豆炒干丁 ······ 100

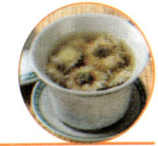

Part 3 五类高脂血症并发症的饮食方案

高脂血症并发肥胖 ······ 102	**高脂血症并发冠心病** ······ 110
西芹黄花菜炒肉丝 ······ 103	冬瓜烧香菇 ······ 111
蜜汁苦瓜 ······ 103	猴头菇山楂瘦肉汤 ······ 111
高脂血症并发肾病 ······ 104	牛蒡三丝 ······ 112
红豆南瓜粥 ······ 105	茄汁莴笋 ······ 112
芥蓝炒冬瓜 ······ 105	
高脂血症并发糖尿病 ······ 106	
薏米山药饭 ······ 107	
白菜粉丝牡蛎汤 ······ 107	
高脂血症并发高血压 ······ 108	
桑叶菊花茶 ······ 109	
罗布麻山楂粥 ······ 109	

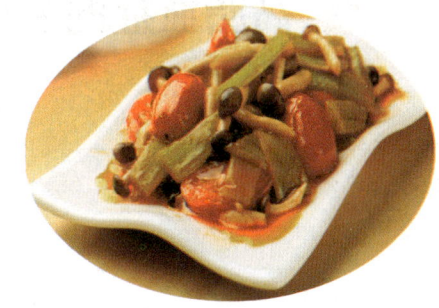

Part 4 调理高脂血症，不妨试试降脂茶

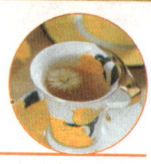

绞股蓝枸杞茶	114	田七瘦身茶	119
灵芝玉竹麦冬茶	115	菊花山楂茶	120
菊花决明子饮	115	柴胡大黄茶	121
罗汉果胖大海茶	116	灵芝茶	121
牛蒡子清热祛脂茶	117	红花茶	122
山楂绿茶饮	117	黄精首乌桑寄生茶	123
何首乌山楂茶	118	杜仲银杏叶茶	123
丹参减肥茶	119	丹参山楂三七茶	124

Part 5 高脂血症的家庭按摩法

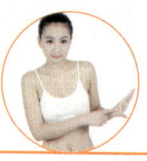 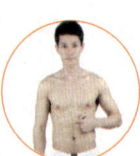

按摩太溪穴	126	按摩三阴交穴	131
按摩合谷穴	127	按摩内关穴	132
按摩涌泉穴	128	按摩中脘穴	133
按摩膻中穴	129	按摩血海穴	134
按摩足三里穴	130		

part 1 解读生活中常见的高脂血症

世界卫生组织在《全球健康报告》中指出,高血脂是危害人类健康十大危险之一。高脂血症可以说是血液中的隐形杀手,不痛不痒没症状,而且非常普遍,有相当一部分人不能够及时发现自己的血脂异常,给健康埋下了隐患。

本章首先向读者介绍一些与高脂血症有关的基础知识,让大家对高脂血症有一个基础、直观的了解。接着告诉大家在日常生活中的一些饮食原则和针对四类高脂血症患者的饮食要点。最后还列举了20种不适宜高脂血症患者食用的食物。

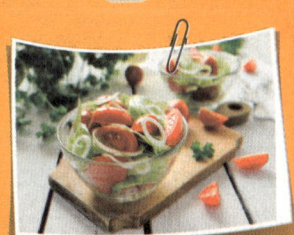
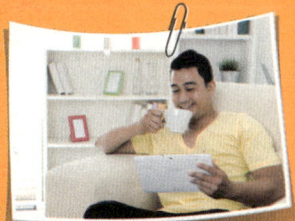
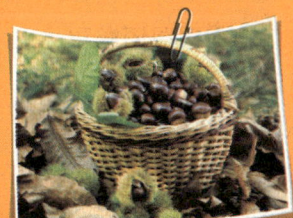

高脂血症相关基础常识

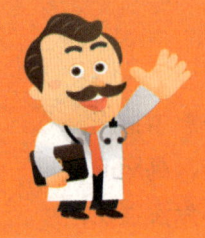

什么是高脂血症,它是如何分类的,怎样才能尽早发现自己是否患有高脂血症及高脂血症的易发人群和诱发因素,这些问题都将在本节逐一解开。

血脂的概念

"血脂"是血液中所含脂类物质的总称,主要包括胆固醇、甘油三酯、磷脂和游离脂肪酸等。由于甘油三酯和胆固醇是其中最主要的成分,所以我们通常所说的血脂是指血中的胆固醇和甘油三酯。

胆固醇(简写为CH),约占总血脂的1/3,分为游离胆固醇和胆固醇酯两种形式,其中游离胆固醇约占1/3,其余的2/3与长链脂肪酸酯化为胆固醇酯。

甘油三酯(简写为TG),约占血浆总脂的1/4。

磷脂(简写为PL),约占血浆总脂的1/3,主要有卵磷脂、脑磷脂、丝氨酸磷脂、神经磷脂等,其中70%~80%是卵磷脂。

游离脂肪酸(简写FFA),又称非酯化脂肪酸,占血浆总脂的5%~10%,它是机体能量的主要来源。

血脂的来源主要有两条途径,一是外源性的,是从我们吃进的食物中摄取的脂类经消化吸收进入血液;另外一种是内源性的,是由我们自身体内肝、脂肪细胞及其他组织合成后进入血液。二者可以相互制约、相互影响。

血脂并不能独立存在,它在人体的存在形式为脂蛋白。因为脂类本身不溶于水,它们必须在血液中与蛋白质结合在一起形成脂蛋白以后,才能以溶解的形式存在于血浆中,并随血流到达全身各处。

区分"好"和"坏"胆固醇

胆固醇可分为"高密度脂蛋白胆固醇"和"低密度脂蛋白胆固醇"两种。前者是血清中密度最大但是体积最小的一种脂蛋白,它主要在肝脏和小肠内合成,主要负责"回收"胆固醇,对心血管有保护作用,所以常被称为"好胆固醇"。低密度脂蛋白主要由极低密度脂蛋白代谢转变而来,它主要负责"运输"胆固醇,将肝脏合成的胆固醇运输至全身的细胞,它常被称为"坏胆固醇"。

高脂血症的概念

血液中脂质水平高于正常,即为"高脂血症",它是人体脂肪代谢异常的表现。又因为脂质不溶或微溶于水必须与蛋白质结合,以脂蛋白形式存在,因此高脂血症又常被称为高脂蛋白血症。高脂血症主要表现为高胆固醇血症、高甘油三酯血症,或两者兼有的混合性高脂血症。

高脂血症的分类

根据高脂血症的病因分类,将高脂血症分为原发性高脂血症、继发性高脂血症。

原发性高脂血症:包括家族性高甘油三酯血症,家族性Ⅲ型高脂蛋白血症,家族性高胆固醇血症,家族性脂蛋白酶缺乏症,多脂蛋白型高脂血症,原因未明的原发性高脂蛋白血症,多基因高胆固醇血症,散发性高甘油三酯血症,家族性高α脂蛋白血症。

继发性高脂血症:包括糖尿病高脂血症;甲状腺功能减退症;急、慢性肾衰竭;肾病综合征;药物性高脂血症。

根据血清总胆固醇、甘油三酯和高密度脂蛋白-胆固醇的测定结果,将高脂血症分为四种类型:高胆固醇血症、高甘油三酯血症、混合型高脂血症、低高密度脂蛋白血症。

高胆固醇血症:血清总胆固醇含量增高,超过5.18毫摩尔/升,而甘油三酯含量正常,即甘油三酯<1.70毫摩尔/升。

高甘油三酯血症：血清甘油三酯含量增高，超过1.70毫摩尔/升，而总胆固醇含量正常，即总胆固醇<5.18毫摩尔/升。

混合型高脂血症：血清总胆固醇和甘油三酯含量均增高，即总胆固醇超过5.18毫摩尔/升，甘油三酯超过1.70毫摩尔/升。

低高密度脂蛋白血症：血清高密度脂蛋白-胆固醇（HDL-C）含量降低，<1.04毫摩尔/升。

高脂血症的早期症状

高脂血症与高血压、高血糖，并称为"三高"，足以说明高脂血症发病的普遍性。一旦身体出现了以下信号，就需要引起重视了。

信号一：早晨起床后感觉头脑不清醒，进食早餐后好转，午后极易犯困，夜晚很清醒；经常感觉头昏脑涨，有时在与人谈话的过程中都容易睡着；常常会忘记事情，感觉四肢很沉重或者四肢没有感觉等，这些都是高脂血症的前兆。

信号二：中老年妇女的眼睑上出现淡黄色的小皮疹，刚开始时为米粒大小，略高出皮肤，严重时布满整个眼睑，这个在医学上称为"黄色素斑"，是由于血脂浓度异常增高，引起脂质异位沉积而造成的。黄色素斑本身没有明显的健康危害，但是，它的出现往往提示患者的血脂水平已经比较高了。

信号三：肥胖是血脂升高的最常见的"信号"，所以肥胖者比一般体重正常的人要更加注意进行血脂检查。

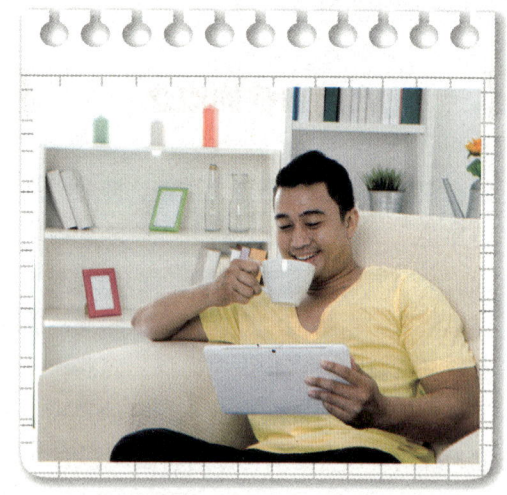

信号四：腿肚经常抽筋，并时常感到刺痛，这是胆固醇积聚在腿部肌肉中的表现，如果发现程度在不断加重，一定要予以重视，及时进行血脂检查。

信号五：患有家族性高胆固醇血症的人常会在各个关节的伸面皮肤出现脂质异位沉积，特别是跟腱，为脂质沉积的好发部位，严重者可使跟腱的强度明显下降，不小心碰到轻微的创伤就会引起撕裂。

信号六：出现食欲不振等消化系统症状。高脂血症可以引起脂肪肝，影响肝功能，从而出现食欲不振等症状。

信号七：记忆力及反应力明显减退，看东西会时不时地感到模糊，这是因为血液变黏稠，流速减慢，使视神经或视网膜出现暂时性缺血。

引发高脂血症的因素

遗传因素：遗传可通过多种机制引起高脂血症。某些可能发生在细胞水平上，此类高血脂主要表现为细胞表面脂蛋白受体缺陷以及细胞内某些酶的缺陷。

饮食因素：调查发现，高脂蛋白血症患者中有相当大的比例是与饮食因素密切相关。

糖尿病：临床上，2型糖尿病患者常伴有高脂血症。血糖升高，胰岛素分泌不足，增加极低密度脂蛋白的分泌，使甘油三酯和胆固醇升高，引起高脂血症。

肥胖症：肥胖症患者随着体内脂肪的增加和某些酶活性的下降，可能导致脂类代谢异常，继发引起血甘油三酯、胆固醇含量增高，从而导致高脂血症。

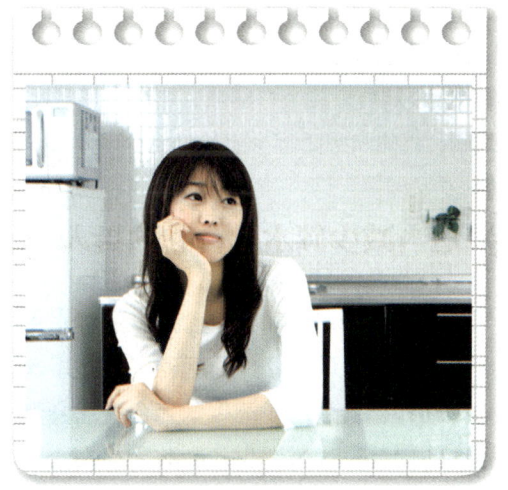

高脂血症患者的饮食原则

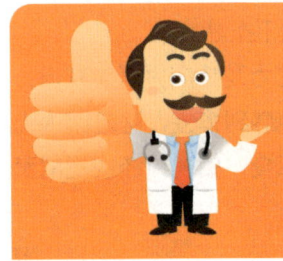

对于高脂血症患者来说,盲目饮食可能会加重病情。所以,科学合理地安排每天的饮食显得尤为重要,以下介绍7个饮食原则,希望高脂血症患者能牢记。

控制脂肪的摄入量

高血脂患者应该控制脂肪的摄取量。过多的脂肪会影响蛋白质及碳水化合物的摄入量,并且脂肪的摄入量与动脉粥样硬化的发生、发展有着密切关系。由此看来,高血脂患者必须控制脂肪的摄入量,一般不宜超过每日每千克体重1克。

限制胆固醇的摄入量

胆固醇过高者在饮食上应根据自己的病情来选择食材,此时应保持"四低一高"的原则,即低热量、低脂肪、低胆固醇、低糖及高纤维。人体内胆固醇的来源有两种,一种是在肝脏合成的胆固醇,另一种是从食物中摄取的胆固醇。要维持体内胆固醇的代谢平衡,首先要适当地控制饮食,选择低热量、低脂肪、低胆固醇的食物,这在很大程度上减少了饮食中胆固醇的摄入。而选择高纤维的食物,是因为纤维素可以刺激胆汁的排除,加强胆固醇的代谢,将体内胆固醇排出体外。

适当减少碳水化合物的摄入

高脂血症患者如果进食过多的碳水化合物,除了保证人体生命活动必需的碳水化合物外,剩余过多的碳水化合物就会储存在体内沉积起来,变为脂肪,使人变得肥胖,而肥胖又恰恰是高血脂最忌讳的,很多高血脂都是身体太胖而导致的。因此,高血脂患者应当严格控制碳水化合物的摄取。

蛋白质供给要充足

蛋白质可分为动物性蛋白质和植物性蛋白质两种。蛋白质对于人体非常重要,它是人体细胞、各组织的重要组成成分,对人体的生长发育、组织的修复、细胞的更新等都起着极为重要的作用。蛋白质也是人体内酶、激素、抗体的重要原料。如果没有充足的蛋白质,各种酶、激素、抗体不能正常合成,会导致人体功能及代谢紊乱,如胰岛素就是由蛋白质构成的。通过葡萄糖的异生作用,58%的蛋白质可以转化为糖。但这不是蛋白质的主要功能。参与蛋白质生物合成的20种氨基酸,大部分人体可以自身合成。但其中有8种必需氨基酸人体不能自身合成,必须从食物蛋白质中获得。

高脂血症患者,要尽量多吃植物性蛋白质。一般高血脂患者每日每千克体重应摄入蛋白质1克,但病情控制不好或消瘦型糖尿病患者,可将每日每千克体重摄取的蛋白质增至1.5克(即90克)。摄取的蛋白质1/3应该来自优质蛋白质,如牛乳、鸡蛋、猪的精瘦肉、各种大豆等。高血脂患者如果为儿童,蛋白质的需要量就应该这样计算:每千克体重为3克。妊娠4个月后的高血脂孕妇患者,每日摄入的蛋白质应比普通高血脂患者增加15克。

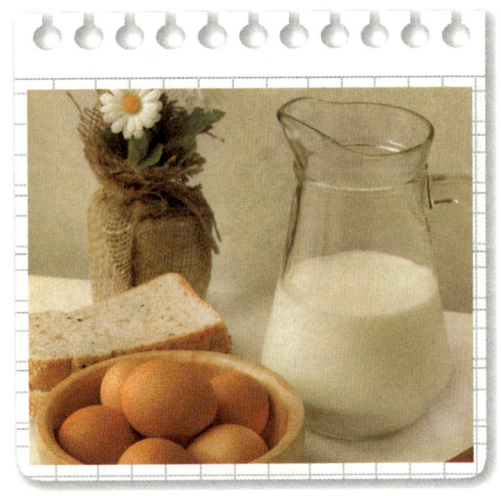

多吃蔬菜，水果适量

蔬菜中含有大量的矿物质（如钙、磷、钾、镁、铁、铜、碘、铝、锌、氟等），并且以绿叶蔬菜含量最为丰富。如果每天能吃350克以上的蔬菜，那么其中的钾、镁等多种元素基本上可以满足人体的需要。蔬菜富含维生素C和胡萝卜素，维生素C能够降低胆固醇、保护动脉壁。由于高血脂患者常常要求忌食动物性食物而导致维生素A的缺失，而绿色蔬菜中的胡萝卜素则可以补充维生素A。蔬菜中的纤维素能够增加饱腹感，起到较好的节食减肥作用，同时能够推动粪便和肠内积物蠕动，增加肠液以泄积通便，清洁肠道，促进脂质代谢，从而起到降压降脂作用。所以高血脂患者应该食用大量的绿色蔬菜，来降低胆固醇与血脂。

高血脂患者吃水果应注意控制摄入量。这是因为水果富含果糖，果糖属于极容易被小肠吸收的单糖，单糖可转变成三酰甘油蓄积。另一方面，血糖值的升高也会促进胰岛素的分泌。所以，过量进食水果，不仅会增加三酰甘油，还会使胆固醇增多。日本动脉硬化学会在《动脉硬化性疾患诊疗标准2002年版》中指出，水果的摄取热量为日均80~100千卡（334.7~418.4千焦）最理想。参考标准：苹果大半个（约150克）：81千卡（338.94千焦）；香蕉中等大小1根（约100克）：86千卡；猕猴桃2个（约170克）：90千卡（376.6千焦）。

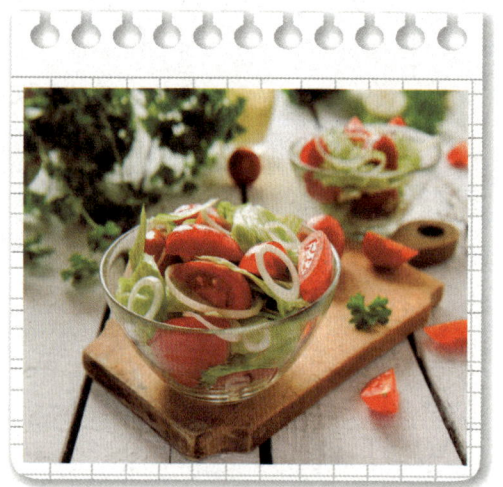

适当增加膳食纤维的摄入量

膳食纤维进入胃中体积会膨胀,易令人产生饱足感,且可使食物停留在胃部时间延长,并减缓消化作用,其进入肠道中,可增加粪便量,能刺激大肠壁肌肉蠕动。因其具保水作用,可使粪便湿润柔软,迅速排出体外,减缓葡萄糖与胆固醇的吸收。膳食纤维还可吸附胆酸,促进胆盐排泄,纤维质可与人体内的胆酸及胆盐结合,加速将其排出体外,降低血液中胆固醇含量,并在十二指肠中延缓胆酸和脂肪的结合,干扰胆固醇被人体吸收。黑木耳、新鲜蔬果、五谷类都富含膳食纤维,建议每日摄取量为25～35克。

多食含维生素E的食物

维生素E可促进脂质分解、代谢的活性,有助于胆固醇的转运与排泄,使血脂稳定,能够净化血液,降低血液中低密度脂蛋白的浓度,同时还能对抗脂质氧化,预防动脉硬化。维生素E可加强抗氧化能力,减少巨噬细胞的产生。巨噬细胞正是形成斑块、造成血管硬化的元凶。

维生素E具有扩张血管及抗凝血作用,可防止血液凝固,同时保护血管内皮细胞的完整性,避免游离脂肪及胆固醇在伤口沉积,同样具有预防动脉粥样硬化形成的作用。维生素E的食物来源为:小麦胚芽、胚芽米、鲜酵母、蛋黄、肉、奶、蛋、绿色蔬菜、坚果。成年男性每日建议摄取量为12毫克,成年女性为10毫克。

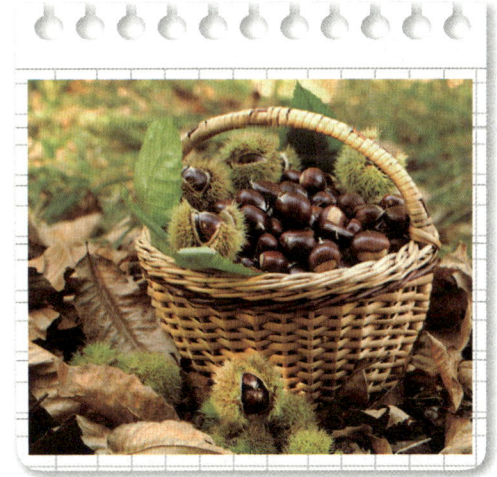

四类高脂血症的饮食要点

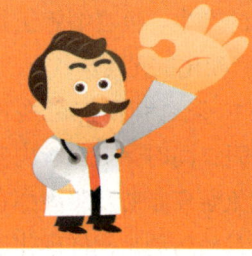

临床上将高脂血症分为四类,分别为高胆固醇血症、高甘油三酯血症、混合型高脂血症及低高密度脂蛋白血症,那么,每一类高脂血症患者又该如何调整饮食?有哪些饮食要点呢?

高胆固醇血症饮食要点

①限制胆固醇的摄入,胆固醇摄入量每日应控制在300毫克以下,血胆固醇中度以上升高者每日膳食胆固醇应控制在200毫克以下。少吃或不吃胆固醇含量高的食物,如动物肝脏、肾脏以及蟹黄、鱼子、松花蛋等,蛋黄每周不超过2个。

②控制总热量,每天的饮食以全麦面包、燕麦、小米、土豆、南瓜为佳,不吃油炸食品或各类甜点。

③减少饱和脂肪酸的摄入,少吃动物脂肪,如香肠、排骨等肉类及肉制品。

④增加不饱和脂肪酸的摄入,食用油应以植物油为主,可选择葵花子油、橄榄油等,每天的摄入量应小于20克。

⑤补充优质蛋白质,如猪瘦肉、鱼、虾、豆类、豆制品等。

⑥膳食纤维可促进胆固醇排泄,减少胆固醇合成,能降低血胆固醇。所以食物应勿过细过精,每日膳食不能缺少蔬菜、水果、粗粮等含膳食纤维高的食物。

高甘油三酯血症饮食要点

①保持理想体重,限制总热量的摄入。体重超重或肥胖者,应通过限制主食摄入的方法来达到减肥的目的。

②限制脂肪的摄入量。在控制总热量摄入的前提下,脂肪的热量比不必限制得

过低，可占热量的25%～30%，但应注意勿过多摄入动物性脂肪。

③控制胆固醇的摄入量。胆固醇每天的摄入量应控制在300毫克以下。食物选择控制上可比高胆固醇血症患者略放松。

④碳水化合物在总热能中以占45%～60%为宜，尽量避免食用白糖、水果糖和含糖较多的糕点及罐头等食品。

⑤可多摄取富含ω-3脂肪酸的鱼类，如秋刀鱼、鲑鱼、鲭鱼、鳗鱼等。

⑥多吃蔬菜、水果、粗粮等含纤维素较多的食物，有利于降血脂和增加饱腹感。

⑦多吃具有降血脂作用的食物，如豆类、紫菜、海带、黑木耳、葡萄等。

混合型高脂血症饮食要点

①控制进食量以降低体重。

②适当限制胆固醇的摄入量，每天的总摄入量应少于200毫克。

③适当摄取胆固醇含量不太高的高蛋白质食物，如瘦猪肉、瘦牛肉、鸭肉、鸡肉、鱼类和奶类。

④适当增加豆类、豆制品的摄入量，可以增加蛋白质尤其是大豆蛋白的摄入。

⑤限制动物性脂肪的摄入量，适当增加植物油，控制在每天20克以内。

⑥忌饮酒，忌食甜食。

低高密度脂蛋白血症饮食要点

①控制总热量和碳水化合物的摄入。

②每周增加食用鱼的次数。鱼类所含的饱和脂肪比较低，特别是富含ω-3脂肪酸的深海鱼类，能降低血清黏度，降低血胆固醇和甘油三酯的水平。

③多食水果和蔬菜，大部分蔬菜都含有可溶性膳食纤维，有利于降低胆固醇。

④适当补充肉类，单纯性低高密度脂蛋白血症常见于长期素食者中。

⑤每天吃点大蒜，喝3杯不加糖的橘子汁，可以帮助降低血胆固醇。

⑥少喝咖啡、可乐等含咖啡因的饮料，以免增加体内胆固醇水平。

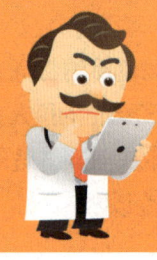

高脂血症，慎吃这些食物

摄入过多的脂肪、胆固醇及酗酒等是引起高脂血症的重要因素，以下列举一些对高血脂症患者有害的食物，患者要尽量远离，管好自己的嘴，才能收获健康。

腊肉

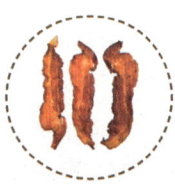

腊肉多用五花肉制成，其热量和脂肪含量都非常高，食用后容易引起血脂升高、肥胖，导致动脉粥样硬化、冠心病等疾病。

猪肝

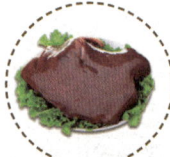

猪肝中胆固醇含量较高，多食可使血液中的胆固醇水平升高，导致胆固醇在动脉壁上沉积，诱发动脉硬化、冠心病等。

香肠

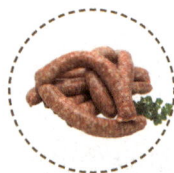

香肠中的热量和脂肪含量均很高，食用后可使血脂升高，引发肥胖，且含钠盐多，对于高血脂并发高血压病患者来说尤为不利。

猪腰

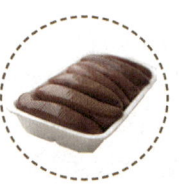

猪腰属于高胆固醇食物，其性寒，而高血脂患者多为中老年人，肠胃功能相对较弱，如进食过多，容易引起腹泻等症状。

猪蹄

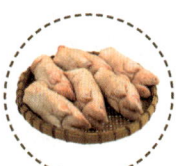

①猪蹄内含有大量脂肪成分，且多为饱和脂肪酸，饱和脂肪酸长期摄入过多，可影响甘油三酯的代谢，使甘油三酯升高，导致动脉硬化。

②猪蹄中所含热量偏高，过多的热量以脂肪的形式储存起来，容易导致肥胖，高脂血症患者不宜过多食用。

狗肉

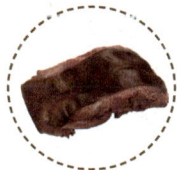

①狗肉性温热、滋补强，食后会使血压、血脂升高，甚至导致脑血管破裂出血，增加脑血管意外的风险。因此，高血压、高血脂、脑血管病患者不宜吃狗肉。

②狗肉性燥，热性体质的人忌多食，对健康不利。

鱿鱼

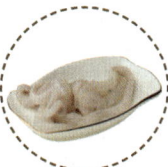

①鱿鱼（干）的热量较高，高脂血症患者摄入过多的热量会在体内转化为脂肪，使血液中的脂肪及胆固醇含量升高。

②鱿鱼（干）的胆固醇含量极高，每100克中含有871毫克胆固醇，食用后容易使血清胆固醇水平升高，且其热量较高，不利于高血脂患者体重的控制。

鲍鱼

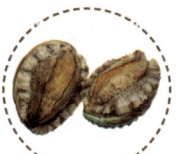

①鲍鱼中胆固醇含量较高，高血脂患者忌食。

②鲍鱼含钠极高，食用后易造成血压升高，引发心脑血管并发症，合并有高血压病的高脂血症患者尤其要注意。

③鲍鱼肉难消化，肠胃功能较弱的高脂血症患者应慎食。

螃蟹

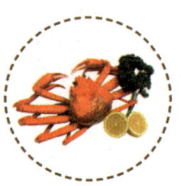

①螃蟹中特别是蟹黄中含有丰富的胆固醇，会引起胆固醇增高，加重心血管病的病情，所以高脂血症的患者要尽量少吃。

②蟹肉中含有丰富的蛋白质，不易消化吸收，且螃蟹性寒，吃后容易引起腹痛、腹泻或消化不良等。

香椿

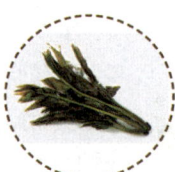

①香椿中的亚硝酸盐含量较多，若大量或长期摄入亚硝酸盐含量如此高的香椿，不仅会危及人体健康，还存在着诱发肿瘤的潜在危害。因此应尽量避免食用香椿。

②香椿性燥，热性体质的人更应忌食。

鱼子

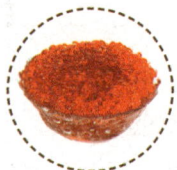

①鱼子胆固醇含量很高，不但可使血清胆固醇水平升高，而且低密度胆固醇在血管内皮的堆积还可诱发动脉硬化、冠心病等心血管并发症。

②鱼子虽然很小，但是很难煮透，食用后也很难消化，肠胃功能不好的高脂血症患者忌吃。

辣椒

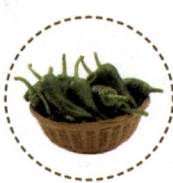

①辣椒中含有辣椒素，尤其是辣味较重的，属辛辣刺激性食物，会刺激血压、血脂升高。

②辣椒的辛辣刺激会导致循环血量剧增，心动过速，短期内大量食用，可致急性心力衰竭、心脏猝死，即使没发生意外，也不利于原有心脑血管病的康复，可能还会增加高血脂并发脑卒中的风险。

酸菜

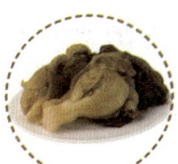

①酸菜有增进食欲的功能,不利于高脂血症患者体重的控制。

②酸菜在腌制的过程中维生素C被大量破坏,长期食用易会造成营养失衡,对患者的病情不利。

③酸菜含有较多亚硝酸盐,食用过多会引起头痛、恶心、呕吐等中毒症状,严重者还可致死。

椰子

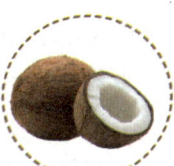

①椰子热量很高,高脂血症患者多食不利于体重的控制。

②椰子含糖量很高,过量的糖分摄入会在体内转化为内源性甘油三酯,使甘油三酯水平升高。且椰子富含饱和脂肪酸,可使血清胆固醇水平升高,高脂血症患者慎食。

榴梿

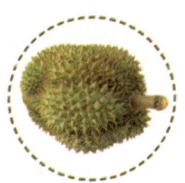

①榴梿的含糖量很高,过量的糖分摄入会在体内转化为内源性甘油三酯,使血清甘油三酯浓度升高,故高脂血症患者应尽量不吃。

②榴梿属于高脂水果,含有大量的饱和脂肪酸,多吃会使血液中的总胆固醇含量升高,导致血管栓塞、血压升高,可导致冠心病、脑卒中。

白酒

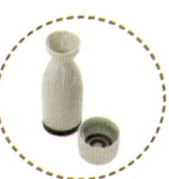

①白酒的热量很高,是导致肥胖的重要因素。

②酒精的最大危害是损害肝脏,导致脂肪肝,严重者还会造成酒精性肝硬化。酒精还可抑制脂蛋白脂肪酶,从而使甘油三酯浓度升高,加速动脉粥样硬化,引发心脑血管并发症。

咖啡

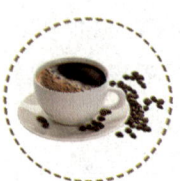

①咖啡的热量和脂肪含量均较高,长期饮用煮沸的咖啡,咖啡豆里的咖啡白脂等物质可导致血清总胆固醇、低密度脂蛋白胆固醇以及甘油三酯水平升高,从而使血脂过高。

②喝过咖啡后2小时,血中的游离脂肪酸会增加,血糖、乳酸、丙酮酸都会升高,高血压、高血脂等患者不宜饮用。

黄油

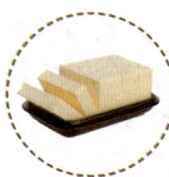

①黄油的热量极高,多食不利于体重的控制,尤其肥胖型的高脂血症患者要慎食。

②黄油中饱和脂肪酸和胆固醇的含量很高,容易引发动脉硬化等并发症,高脂血症患者不宜食用。

浓茶

①浓茶中含有能使中枢神经系统兴奋的物质,会导致血压、血脂升高,使脑血管收缩,从而增加高血脂并发脑血管病的风险。

②浓茶会使心率加快,使心脏负担增加,对高血脂并发高血压、心脑血管疾病者不利,所以高脂血症患者最好适量饮淡茶,慎喝浓茶。

方便面

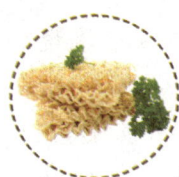

①方便面是油炸食品,热量很高,其主要成分是碳水化合物,缺少维生素、蛋白质等营养成分,长期食用有害身体健康。

②此外,方便面含防腐剂,常吃或多吃容易造成人体营养失调、加重病情。因此,高脂血症患者忌食。

part 2 吃对食物，防治高脂血症

饮食对于防治高脂血症有着至关重要的作用，所以适当地调整饮食结构、采用合理的饮食方案，可以降低对胆固醇与脂肪的过多摄取，从而降低人体内的血脂，达到防治高脂血症的目的。

对于许多高血脂患者来说，能吃哪些食物及怎么吃是他们最关心的问题，本章挑选了40种对高脂血症患者有益的食物，介绍了每种食物适宜用量、每100克食物的营养素含量及其降脂原理、应用指南，并提供了适宜高脂血症患者的菜例作为参考，让读者轻松学会选择适合自己的食物。

注：1千卡=4.184千焦。

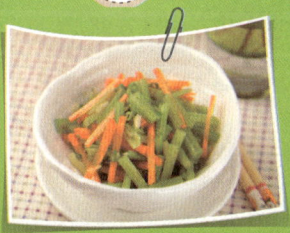
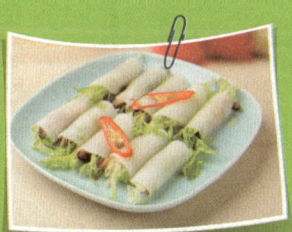
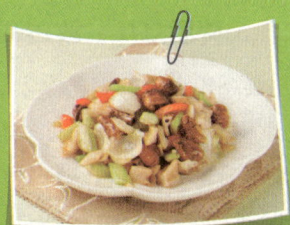

荞麦

【每日适宜用量】 50克

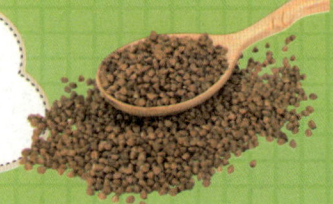

- 热量：384千卡
- 碳水化合物：33.6克
- 蛋白质：36克
- 脂肪：15.9克

降脂原理

荞麦中含烟酸（维生素B_3），有降低血液胆固醇、调节血脂，扩张小血管、冠状动脉并增加其血流量的作用。此外，荞麦富含膳食纤维，也可帮助调节脂类代谢，起到降血脂的功效。荞麦中含有抗氧化物，可以降血脂、增强血管弹性，并可以防止血液凝固，从而有助于减少冠心病、脑卒中的发生率。

应用指南

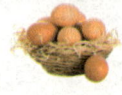 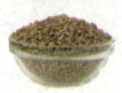 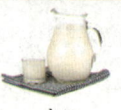 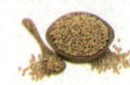 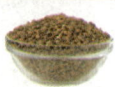 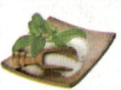

鸡蛋　　荞麦　　牛奶　　　　黄豆　　荞麦　　白糖

降脂降压、改善睡眠

材料： 鸡蛋2个，荞麦200克，牛奶适量

做法： 将荞麦放入锅中炒香后盛出，再放入搅拌机中打成碎末；将鸡蛋打入杯中，搅拌、调匀，冲入开水；将用开水冲好的鸡蛋倒入牛奶中，倒入荞麦粉，倒入锅中煮熟，搅拌片刻即可。

降胆固醇、调节血脂

材料： 黄豆、荞麦各30克

调料： 白糖3克

做法： 将黄豆用清水泡软，捞出洗净；荞麦洗净；将泡软的黄豆、洗净的荞麦放入锅中，注水搅打成豆浆，并用小火煮熟；用筛子滤出豆浆，加入适量白糖搅拌调味即可。

薏米荞麦粥

材料： 薏米75克，荞麦60克

做法

① 砂锅中注入适量的清水，大火烧热，倒入泡发好的洗净的薏米，放入泡好洗净的荞麦，搅拌均匀，烧开后用小火煮约40分钟，至所有食材熟软。② 关火后盛出煮好的薏米荞麦粥，装入碗中，待其稍凉时即可食用。

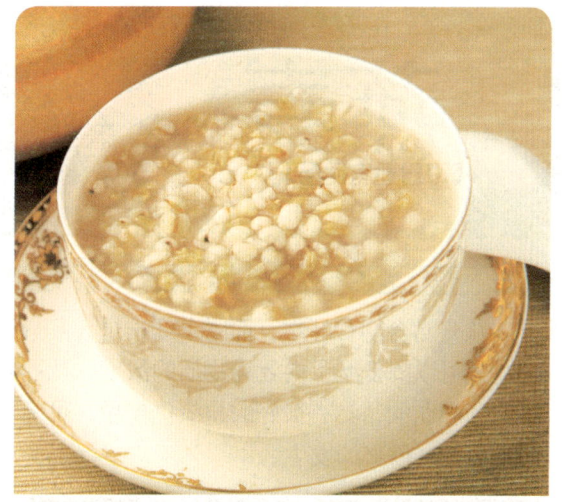

荞麦凉面

材料： 荞麦面条100克，熟牛肉60克，胡萝卜45克，西蓝花40克

调料： 盐、鸡粉、生抽、料酒、食用油各适量

做法

① 将胡萝卜洗净切丝；熟牛肉切片；西蓝花洗净切块。② 将面条焯水捞出。③ 用油起锅，倒入胡萝卜、西蓝花、料酒、水、牛肉、鸡粉、盐、生抽、水淀粉炒匀，浇上即成。

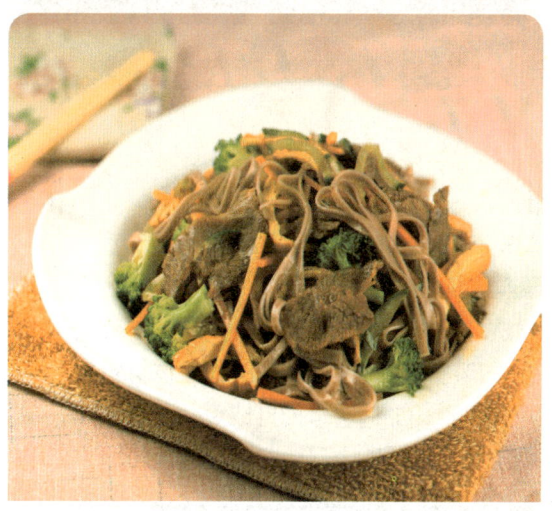

燕麦

【每日适宜用量】 50克

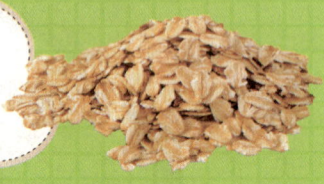

- 热量：367千卡
- 碳水化合物：66.9克
- 蛋白质：15克
- 脂肪：6.7克

降脂原理

燕麦富含膳食纤维，而膳食纤维是大肠最好的"清道夫"，能刺激肠蠕动，可预防便秘，还可以降低肠道内致癌物质的浓度，从而减少结肠癌和直肠癌的发病率。燕麦中富含不饱和脂肪酸，具有很好的抗氧化作用，可降低血液中的低密度脂蛋白和胆固醇含量，预防动脉粥样硬化的发生。

应用指南

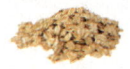 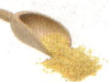 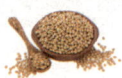 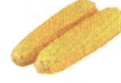 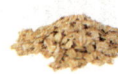 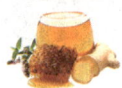

燕麦　　　小米　　　黄豆　　　　　玉米　　　燕麦　　　蜂蜜

润肠通便、减肥排毒

材料： 燕麦50克，小米30克，黄豆50克
调料： 白糖适量
做法： 将黄豆、小米用清水泡软，清洗干净，捞出沥干；燕麦洗净，将上述材料放入豆浆机中，加适量水搅打成豆浆，并煮熟，滤出豆浆倒入碗中，加适量白糖拌匀即成。

健脾益气、养胃润肠

材料： 玉米1根，燕麦50克
调料： 蜂蜜适量
做法： 将燕麦用清水略微冲洗一下，备用；把玉米蒸熟，剥成粒状。把备好的燕麦、玉米粒放入榨汁机中，加入适量开水，榨成汁，调入蜂蜜即可。

脱脂奶燕麦粥

材料： 燕麦片50克，脱脂牛奶200毫升
调料： 冰糖20克

做法

①锅中注入少量清水烧开，倒入备好的燕麦片煮至沸腾，搅拌均匀。②倒入备好的牛奶，搅拌均匀后大火煮至沸腾。③加入适量冰糖，搅拌均匀至冰糖融化，关火后盛出煮好的脱脂奶燕麦粥，装入碗中，待其稍微凉时即可食用。

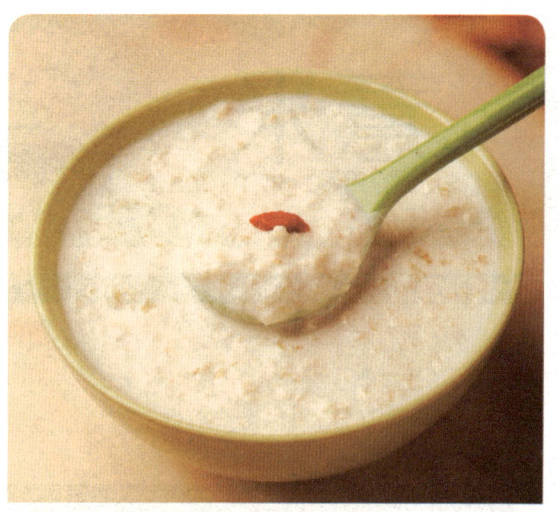

燕麦五宝饭

材料： 水发大米120克，水发黑米60克，水发红豆45克，水发莲子30克，燕麦40克

做法

①砂锅中注入适量清水烧热，倒入洗好的大米、黑米、莲子、红豆和燕麦，搅拌均匀，烧开后用小火煮至熟透。②关火后将煮熟的米饭盛出，即可食用。

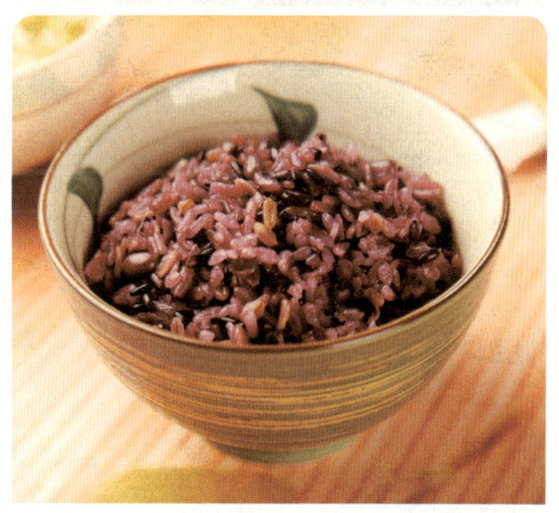

薏米

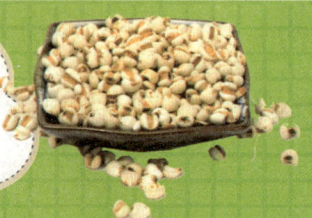

【每日适宜用量】50~100克

- 热量：357千卡
- 碳水化合物：71.1克
- 蛋白质：12.8克
- 脂肪：3.3克

降脂原理

薏米富含膳食纤维，可减少小肠对碳水化合物、脂肪和胆固醇的吸收，有利于降低胆固醇，降低血脂。经常适量食用薏米，能够扩张血管、降低外周血液循环阻力，从而降低血压，对高脂血症及其并发糖尿病、高血压病等的防治有积极意义。

应用指南

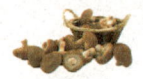 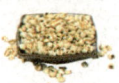 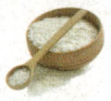 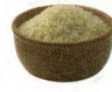 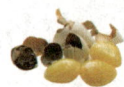 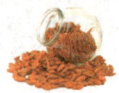

香菇　　薏米　　大米　　　　大米　　白果　　枸杞

健脾开胃、降脂安神

材料： 香菇35克，水发薏米60克，水发大米85克，葱花适量

调料： 盐、鸡粉、食用油各适量

做法： 将洗净的香菇切丁；砂锅中注水烧开，放薏米、大米，加入适量食用油，烧开后用小火煮30分钟；放入香菇续煮10分钟，放入盐、鸡粉调味，放上葱花即可。

利水渗湿、润肺止咳

材料： 水发薏米40克，大米130克，白果50克，枸杞3克，葱花少许

调料： 盐2克

做法： 砂锅中倒入清水，用大火烧开，放入薏米、大米，倒入白果，烧开后转小火煮30分钟，至米粒熟软；放入枸杞，加入盐，搅拌入味；盛出装入碗中，放上葱花即可。

薏米黑豆浆

材料： 水发薏米80克，水发黑豆70克
调料： 白糖少许

做法

① 取豆浆机，倒入洗好的黑豆，放入洗净的薏米，搅拌均匀，加入少许白糖，注入适量清水，至水位线，搅拌均匀。② 启动豆浆机打成豆浆，倒出滤入容器中，滤取豆浆，将滤好的豆浆倒入碗中，稍凉后即可食用。

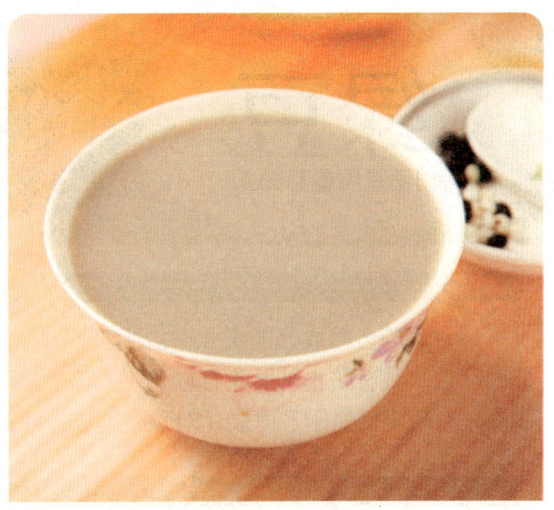

荷叶薏米茶

材料： 水发薏米80克，荷叶碎5克
调料： 蜂蜜少许

做法

① 砂锅中注入清水烧开，倒入洗净的薏米，放入备好的荷叶碎，烧开后用小火煮约30分钟，至食材熟透，搅拌均匀。② 加入适量的蜂蜜，快速搅拌均匀，装入茶杯中即成。

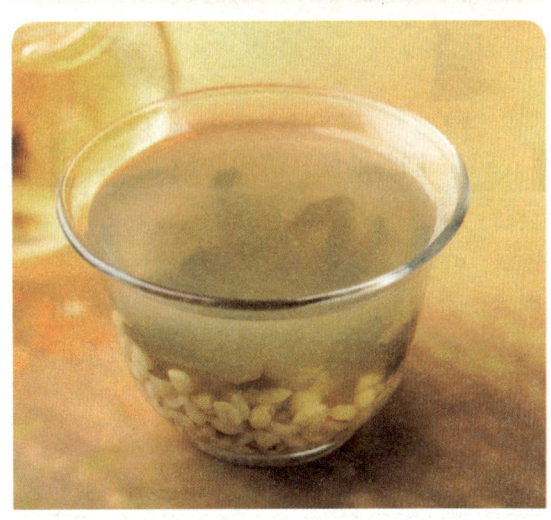

绿豆

【每日适宜用量】 50克

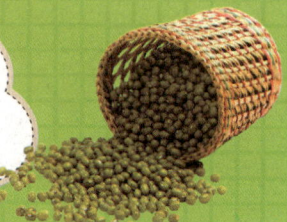

- 热量：316千卡
- 碳水化合物：62克
- 蛋白质：21.6克
- 脂肪：0.8克

降脂原理

绿豆中的多糖成分能增强血清脂蛋白酶的活性，使脂蛋白中三酰甘油水解，达到降血脂的疗效，具有防止动脉粥样硬化、抑制血脂上升的作用，还能使已升高的血脂水平迅速下降，有效降低血压、血脂，对预防高脂血症及其并发症有积极意义。

应用指南

 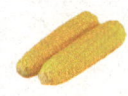 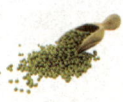 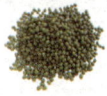 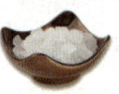

粳米　　　玉米　　　绿豆　　　　　　绿豆　　　冰糖　　　水

润肠通便、清热除烦

材料： 粳米70克，玉米30克，绿豆30克

调料： 蜂蜜适量

做法： 将玉米洗净，粳米、绿豆洗净后用清水浸泡至发，将所有原材料放入豆浆机中，按照豆浆机提示制作成粉糊，大火煮至熟，加入少许蜂蜜即可。

清热解毒、降压降脂

材料： 绿豆100克

调料： 冰糖适量

做法： 将绿豆洗净，用清水泡至发软。把绿豆捞起，放入高压锅内，加入适量水，先用武火煮30分钟，再改用文火煮30分钟。除去绿豆汤上散开的绿豆皮，在绿豆汤里加入冰糖，搅拌均匀即可食用。

海藻绿豆粥

材料: 水发大米150克,水发绿豆100克,水发海藻90克

调料: 盐少许

做法

① 砂锅中注入清水烧开,倒入洗净的绿豆,放入洗净的大米,煮沸后用小火煲煮至米粒变软。② 撒上洗净的海藻,转中火续煮片刻。③ 加入少许盐,拌煮至食材入味,盛出煮好的海藻绿豆粥即可食用。

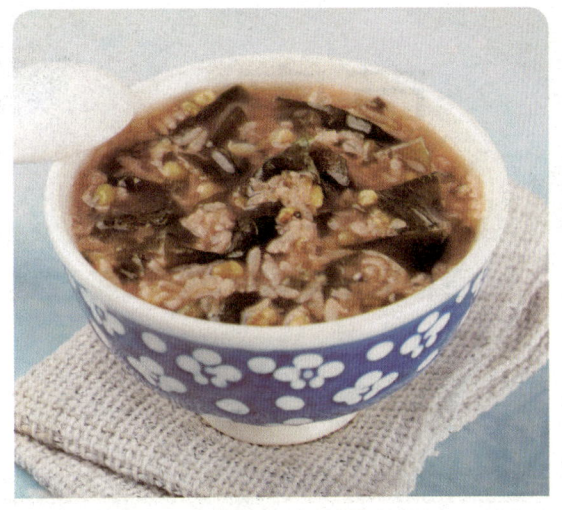

冬瓜莲子绿豆粥

材料: 冬瓜200克,水发绿豆70克,水发莲子90克,水发大米180克

调料: 冰糖20克

做法

① 将洗净去皮的冬瓜切成小块。② 砂锅中注入适量清水烧开,倒入绿豆、莲子、大米,烧开后用小火煮至食材熟软。③ 放入冬瓜块,用小火续煮至食材熟透。④ 放入适量冰糖,煮至溶化,盛出即可。

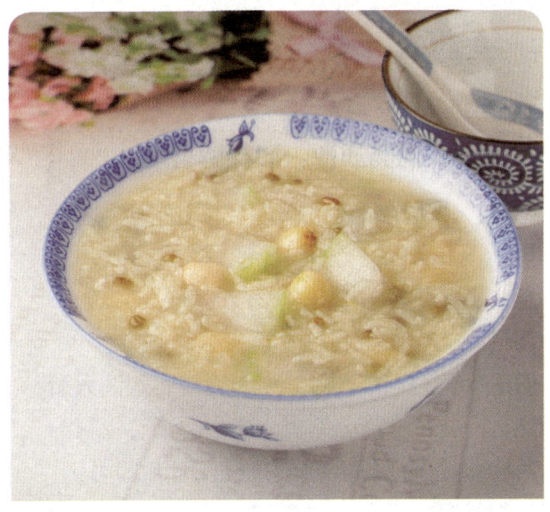

豆腐

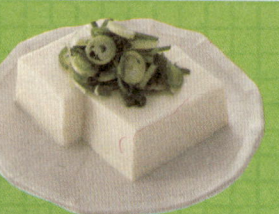

【每日适宜用量】 150克

- 热量：81千卡
- 碳水化合物：4.2克
- 蛋白质：8.1克
- 脂肪：3.7克

降脂原理

豆腐含铁、镁、钾、烟酸、铜、钙、锌、磷、叶酸、维生素B_1、维生素B_2和维生素B_6等营养素，其消化吸收率达到95%以上，有清热润燥的功效，适合高脂血症患者食用。而且豆腐所含的豆固醇还抑制了胆固醇的摄入，对降低血脂、血压很有帮助。

应用指南

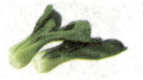 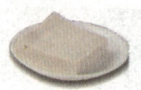 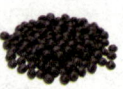

上海青　　豆腐　　黑豆

润肠通便、清热解暑

材料：上海青丁、豆腐丁、鸡脯肉丁各适量，蒜粒10克，葱粒15克，黑豆、酒、甘草、金银花各适量

调料：盐、食用油各适量

做法：药材煎成药汁，鸡肉腌渍后入油锅滑熟；将葱粒、蒜粒爆香，加上海青、豆腐与药汁煮开，倒豆腐与鸡丁煮熟，加盐即可。

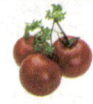 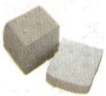 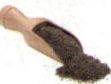

西红柿　　豆腐　　胡椒粉

润肠通便、清热解暑

材料：西红柿250克，豆腐2块，葱花适量

调料：盐、胡椒粉、芝麻油、食用油各适量

做法：将豆腐切粒；西红柿入沸水烫后剖开切粒；豆腐入碗，加西红柿、胡椒粉、盐、葱花拌匀；炒锅置中火上，下油烧热，倒入豆腐、西红柿炒香。约煮5分钟后，放剩余葱花、盐、芝麻油拌匀即可。

蘑菇竹笋豆腐

材料： 豆腐400克，竹笋50克，口蘑60克，葱花少许

调料： 盐少许，水淀粉4毫升，鸡粉2克，生抽、老抽、食用油各适量

做法

① 将去皮竹笋、豆腐、口蘑分别洗净切丁。② 将口蘑、竹笋、豆腐焯水捞出。③ 锅中倒油，放入食材炒匀，加水、盐、鸡粉、生抽、老抽炒匀盛出，撒葱花即可。

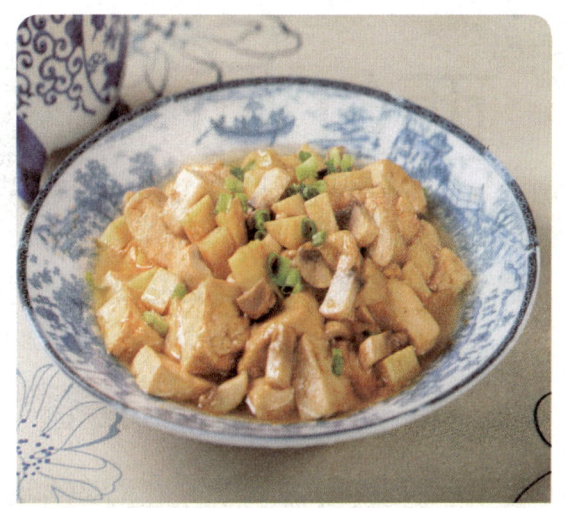

雪菜肉末豆腐汤

材料： 豆腐200克，猪瘦肉50克，雪菜30克，葱花、姜片各少许

调料： 盐、鸡粉、料酒、生抽、食用油各适量

做法

① 将豆腐洗净切块；猪瘦肉洗净剁末，腌渍入味；雪菜切碎。② 用油起锅，倒肉末翻炒，加水、姜片煮沸，倒豆腐，加盐、鸡粉、料酒、生抽煮熟。③ 撒葱花即可。

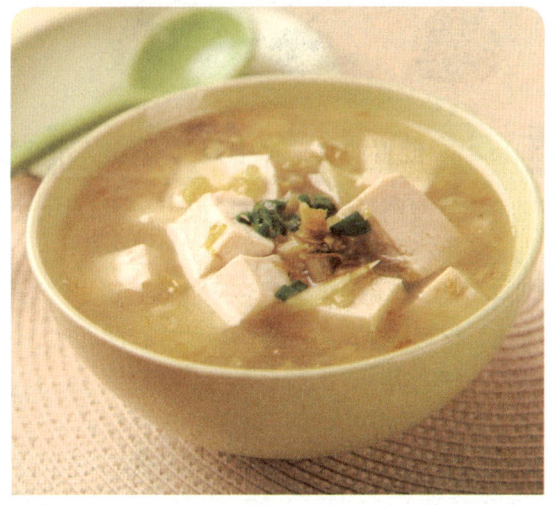

西红柿

【每日适宜用量】 100克

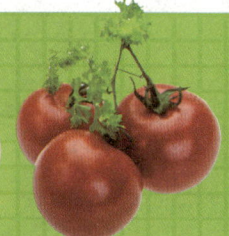

- 热量：19千卡
- 碳水化合物：4克
- 蛋白质：0.9克
- 脂肪：0.2克

降脂原理

西红柿中含大量果胶和膳食纤维，可增加粪便的吸水能力，减缓葡萄糖、脂肪和胆固醇的吸收，调节脂质代谢异常，对高血压、高脂血症、糖尿病等有积极防治作用，还能预防动脉粥样硬化，减少高脂血症并发冠心病的发生率。

应用指南

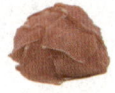 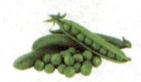 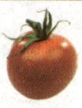 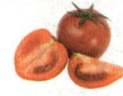 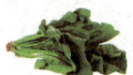 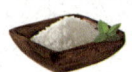

猪瘦肉　　豌豆　　西红柿　　　　西红柿　　菠菜　　盐

健胃消食、补中益气

材料： 猪瘦肉300克，西红柿1个，豌豆15克，冬笋25克

调料： 盐、鸡粉、淀粉、食用油各适量

做法： 材料洗净，将冬笋切梳状片；西红柿切块；猪肉切片，加盐、鸡粉、淀粉拌匀，下油锅滑散后捞出。锅内留油，下西红柿、冬笋、豌豆、盐炒匀，待沸后勾芡即成。

生津止渴、清肠解毒

材料： 西红柿150克，菠菜150克

调料： 盐少许

做法： 将西红柿洗净，在表面轻划数刀，入滚水氽烫后，撕去外皮，切成丁；菠菜去根后洗净，焯水，切成长段。锅中加水煮开，加入西红柿煮沸，续放入菠菜。待汤再沸，加盐调味即成。

西红柿炒洋葱

材料： 西红柿100克，洋葱40克，蒜末、葱段各少许

调料： 盐2克，鸡粉、水淀粉、食用油各适量

做法

① 将洗净的西红柿切小块；去皮洗净的洋葱切小片。② 用油起锅，倒入蒜末爆香，放入洋葱片、西红柿，翻炒片刻。③ 加盐、鸡粉、水淀粉调味勾芡，撒上葱段即成。

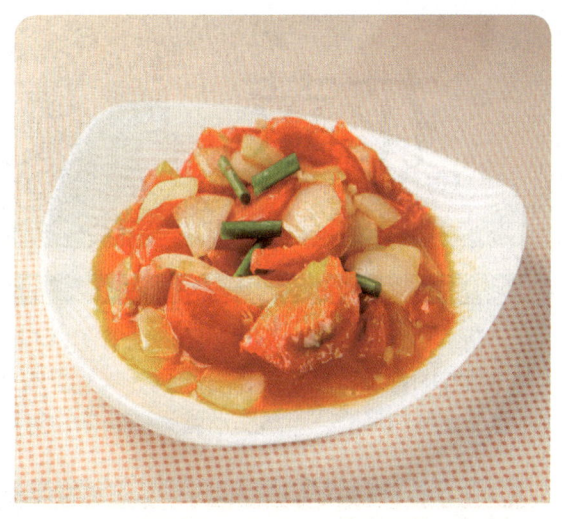

西红柿芹菜莴笋汁

材料： 西红柿100克，莴笋150克，芹菜70克

调料： 蜂蜜15毫升

做法

① 摘洗好的芹菜切段；洗净去皮的莴笋切丁；洗好的西红柿切丁。② 锅中注水烧开，倒入莴笋丁、芹菜段略煮捞出，沥干。③ 取榨汁机，将备好的食材倒入搅拌杯中，加入适量纯净水，榨取果蔬菜汁。④ 倒入适量蜂蜜，搅拌均匀即可。

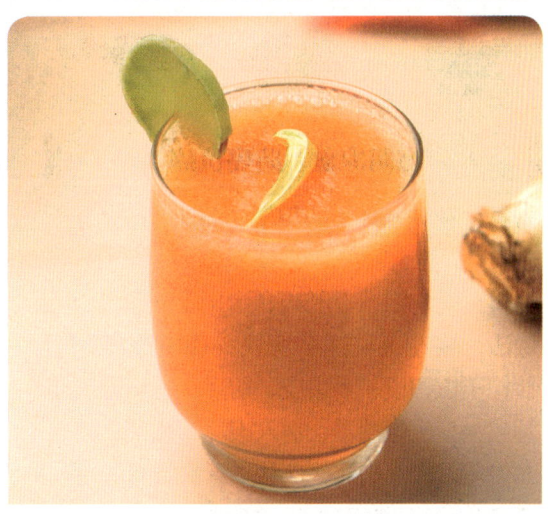

花菜

【每日适宜用量】 100克

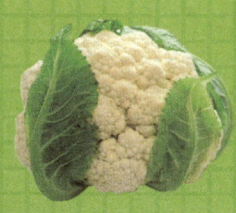

- 热量：24千卡
- 碳水化合物：4.6克
- 蛋白质：2.1克
- 脂肪：0.2克

降脂原理

花菜中含有的类黄酮可以清除血管上沉积的胆固醇，防止血小板凝集，有效降低血液中胆固醇的含量；花菜中富含膳食纤维，能有效促进胃肠蠕动，促进胆固醇排出，从而达到降低血脂的目的，可预防动脉粥样硬化，对高脂血症及其并发症的防治有积极意义。

应用指南

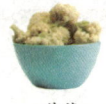 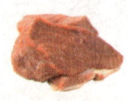 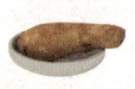

花菜　　瘦肉　　姜

滋阴凉血、防癌抗癌

材料： 花菜200克，瘦肉50克，姜10克，干椒15克，葱5克
调料： 盐5克，鸡粉3克，食用油适量
做法： 将花菜洗净，切块；瘦肉洗净，切片；干椒切段；姜去皮，切片；葱切圈。用油起锅，干椒炒香，加入肉片、花菜、姜、葱炒匀，加水稍焖，加盐、鸡粉调味即可。

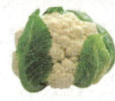 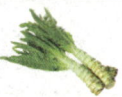

花菜　　胡萝卜　　莴笋

增强食欲、清热通肠

材料： 花菜350克，胡萝卜、白萝卜、莴笋各40克
调料： 盐2克，鸡粉1克
做法： 将胡萝卜、白萝卜、莴笋去皮，洗净，切成块；花菜洗净，切块；全部焯水处理。锅加油烧热，倒入食材，加入盐、鸡粉一起翻炒至断生即可。

茄汁烧花菜

材料： 花菜250克，圣女果25克，蒜末、葱花各少许

调料： 盐3克，白糖6克，番茄酱20克，食用油、水淀粉各适量

做法

① 将花菜洗净切小朵；圣女果洗净切小块；花菜焯水捞出。② 用油起锅，倒蒜末爆香，放入水、白糖、盐、番茄酱、水淀粉、花菜炒匀盛出。③ 放上圣女果，撒上葱花即成。

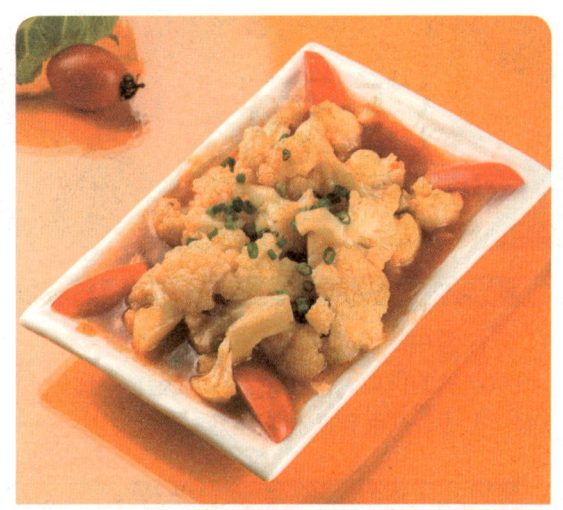

彩椒木耳烧花菜

材料： 花菜130克，彩椒70克，水发木耳40克，姜片、葱段各少许

调料： 盐、鸡粉、食用油各适量

做法

① 将洗净的木耳、花菜、彩椒切小块，入开水锅中焯煮至断生后捞出。② 用油起锅，放入姜片、葱段爆香，倒入木耳、花菜、彩椒炒匀，加鸡粉、盐调味，炒匀，炒熟即成。

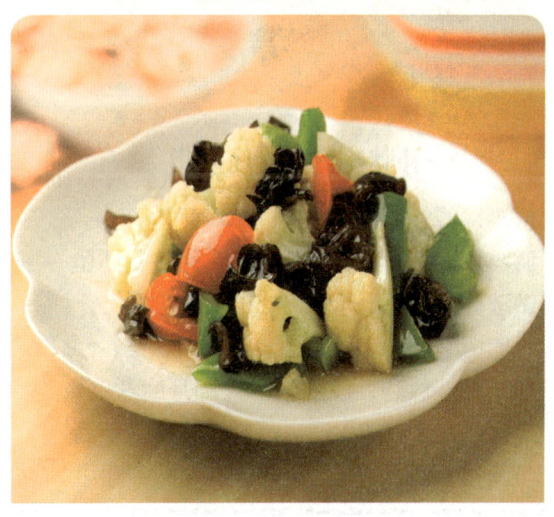

洋葱

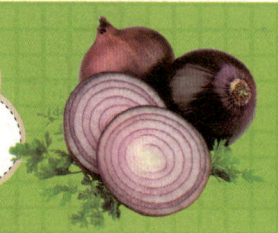

【每日适宜用量】50~100克

- 热量：39千卡
- 碳水化合物：9克
- 蛋白质：1.1克
- 脂肪：0.2克

降脂原理

洋葱中的前列腺素A能够扩张血管，降低外周血管和冠状动脉的阻力，改善心肌和各组织器官的供血，对防治高脂血症、高血压等疾病有积极作用。且洋葱中的硫化物能抑制血栓形成，从而预防高脂血症并发冠心病、脑卒中等并发症。

应用指南

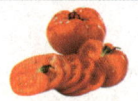 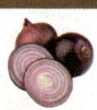 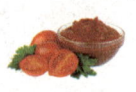 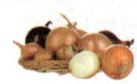 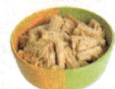 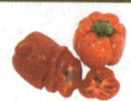

西红柿　　洋葱　　番茄酱　　　　　洋葱　　腐竹　　红椒

补脾健胃、降压降脂

材料： 西红柿150克，洋葱100克

调料： 盐、番茄酱、鸡粉、食用油各适量

做法： 洗净上述食材，洋葱去皮切丝，西红柿切小块。油锅烧热，放入洋葱丝、西红柿，翻炒片刻，注入清水，烧开后煮2分钟至食材熟透。加入适量鸡粉、盐、番茄酱搅匀调味。盛出煮好的汤料，装入碗中即可。

扩张血管、降脂减肥

材料： 洋葱50克，水发腐竹200克，红椒15克，葱花少许

调料： 盐、鸡粉、食用油各适量

做法： 食材洗净，洋葱、红椒切丝。洋葱、红椒在油锅中炸香后捞出。锅底留油，注水烧开，放入盐、腐竹段，煮熟捞出；放入洋葱、红椒、葱花、盐、鸡粉拌匀即成。

芝麻洋葱拌菠菜

材料：菠菜200克，洋葱60克，白芝麻20克，蒜末少许

调料：盐2克，白糖3克，生抽4毫升，凉拌醋4毫升，芝麻油3毫升

做法

① 将洋葱去皮洗净切丝；菠菜洗净去根部切段。② 菠菜、洋葱丝分别焯煮片刻捞出。③ 加盐、白糖、生抽、凉拌醋、蒜末、芝麻油、白芝麻搅拌入味即可。

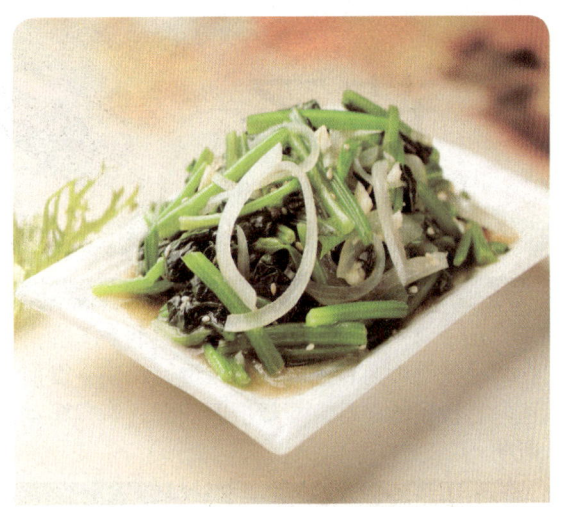

豆芽拌洋葱

材料：黄豆芽100克，洋葱90克，胡萝卜40克，蒜末、葱花各少许

调料：盐2克，鸡粉2克，生抽4毫升，陈醋3毫升，辣椒油、芝麻油各适量

做法

① 将洋葱、去皮胡萝卜洗净切丝。② 将黄豆芽、胡萝卜焯水捞出。③ 碗中放蒜末、葱花、生抽、盐、鸡粉、陈醋、辣椒油、芝麻油拌匀盛出，装入盘中即可。

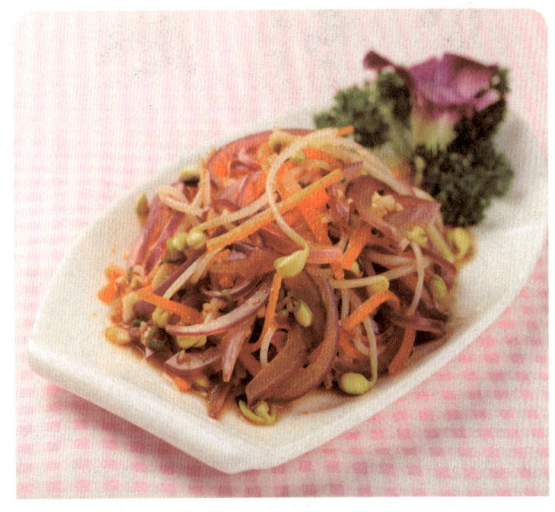

茄子

【每日适宜用量】 100克

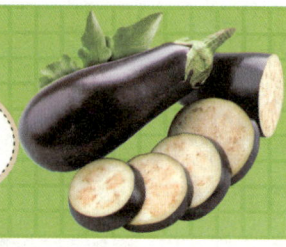

- 热量：21千卡
- 碳水化合物：4.9克
- 蛋白质：1.1克
- 脂肪：0.2克

降脂原理

茄子含有丰富的维生素P，这种物质能增强人体细胞间的黏着力，增强毛细血管弹性，降低毛细血管的脆性及渗透性，防止微血管破裂出血，使心血管保持正常的功能，它还含有较多的皂苷，能降低胆固醇，对预防动脉粥样硬化、脑卒中、冠心病等并发症很有帮助。

应用指南

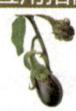 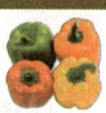 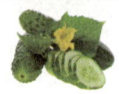

茄子　　彩椒　　黄瓜

利尿降脂、活血淡斑

材料： 茄子200克，彩椒20克，胡萝卜、黄瓜各80克，葱末、蒜末各适量

调料： 水淀粉、白糖、盐各适量

做法： 将茄子、彩椒、胡萝卜、黄瓜分别洗净切丁。锅中加油烧热，入茄丁煎至金黄色捞出。锅留底油烧热，先用葱、姜、蒜末炝锅，放入食材炒匀，加调料调味，炒熟即可。

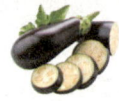 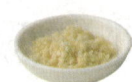 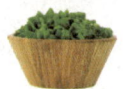

茄子　　蒜末　　葱花

清热解毒、凉血降压

材料： 茄子200克，蒜末、葱花各少许

调料： 盐、生抽、陈醋、芝麻油、食用油各适量

做法： 将茄子洗净、切成条，摆放在盘中；蒜末装碗，加盐、生抽、陈醋、芝麻油，制成味汁，浇在茄子上，置于蒸锅中，用大火蒸熟取出，撒上葱花，浇上热油即可。

凉拌蒸茄子

材料： 茄子200克，彩椒、葱、蒜末各少许

调料： 盐2克，生抽5毫升，陈醋5毫升，芝麻油2毫升，食用油适量

做法

① 将茄子洗净切条放盘中；彩椒、葱洗净切细丝。② 将蒜末倒入碗中，加盐、生抽、陈醋、芝麻油、食用油拌匀，制成味汁，浇在茄子上。③ 将茄子放入烧开的蒸锅中，蒸熟取出，撒上红椒丝、葱丝即可。

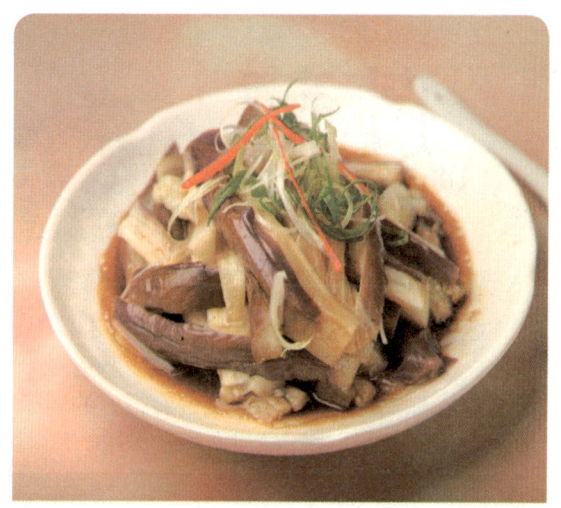

蒜泥蒸茄子

材料： 茄子200克，红椒10克，蒜蓉20克，葱花少许

调料： 盐4克，鸡粉2克，生抽、芝麻油、食用油各适量

做法

① 将茄子洗净去皮切条，摆入盘中，均匀地撒上盐；红椒洗净切粒。② 将蒜蓉盛入碗中，加入调料拌匀，浇在茄子上。③ 将茄子放入蒸锅中蒸熟，取出撒上葱花即可。

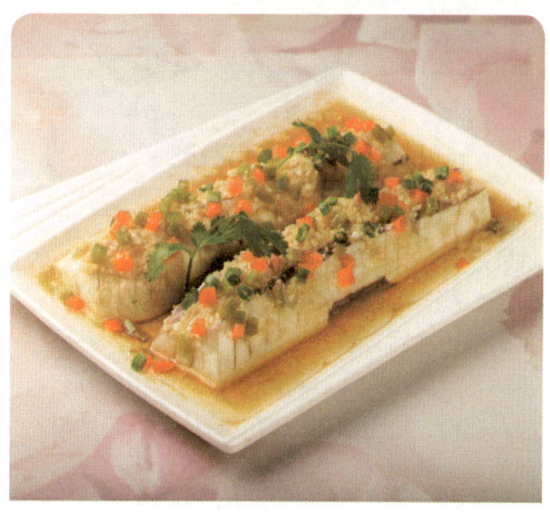

莲藕

【每日适宜用量】 100克

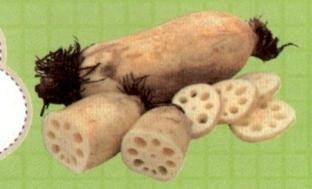

- 热量：70千卡
- 碳水化合物：16.4克
- 蛋白质：1.9克
- 脂肪：0.2克

降脂原理

莲藕中含有黏液蛋白和膳食纤维，能与人体内的胆酸盐和食物中的胆固醇及甘油三酯结合，使其从粪便中排出，从而减少肠道对胆固醇和脂类的吸收，对高脂血症患者降脂减肥很有帮助。莲藕富含钾元素，有很好的利尿作用，能促进钠和尿酸盐的排出；对预防高脂血症并发高血压病、痛风有一定作用。

应用指南

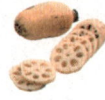 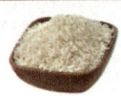 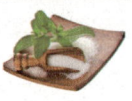 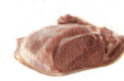 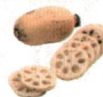 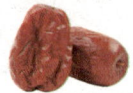

莲藕　　　糯米　　　白糖　　　　　瘦肉　　　莲藕　　　红枣

清热凉血、降脂减肥

材料： 莲藕300克，糯米适量

调料： 白糖5克，鲜汤适量

做法： 将莲藕去皮洗净，切片；糯米用清水淘洗干净后，塞入莲藕孔中，一起入蒸锅蒸熟后，取出摆盘。将鲜汤倒入锅中烧开，放入白糖，烧至溶化，做成味汁，均匀地淋在莲藕上即可。

滋阴养血、降压降脂

材料： 瘦肉、莲藕各150克，红枣20克，葱10克

调料： 盐5克，鸡粉3克

做法： 将食材洗净，瘦肉切件；莲藕去皮，切件；葱切段。锅中烧水，放入瘦肉，去血水。锅中放入瘦肉、莲藕、红枣、清水，炖2小时，放入葱段，调入盐和鸡粉即可。

素炒藕片

材料：莲藕150克，彩椒100克，水发木耳45克，葱花少许

调料：盐、鸡粉、蚝油、料酒、水淀粉、食用油各适量

做法

①将彩椒洗净切块；莲藕洗净去皮切片；木耳发好切块。②将莲藕片、木耳、彩椒分别焯水捞出待用。③用油起锅，倒入食材炒匀，放入调料调味，盛出撒上葱花即可。

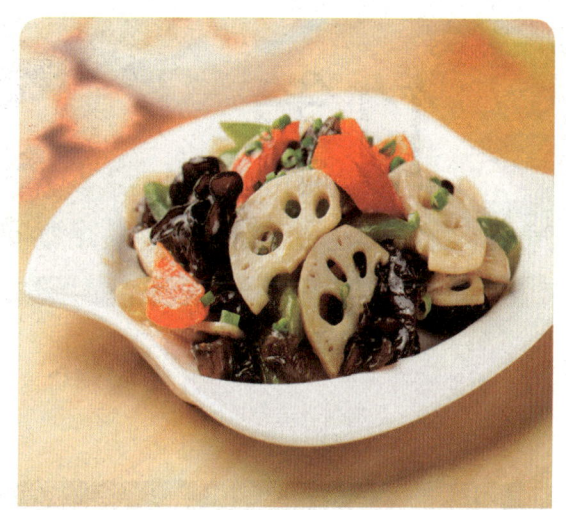

西芹藕丁炒姬松茸

材料：莲藕120克，水发姬松茸、鲜百合各50克，西芹100克，彩椒20克，姜片、蒜末、葱段各少许

调料：盐、鸡粉、生抽、料酒、水淀粉、食用油各适量

做法

①将姬松茸、西芹洗净切段；彩椒洗净切块；莲藕洗净去皮切丁。②将藕丁、姬松茸、西芹、百合焯水捞出。③用油起锅，倒配料，爆香，倒食材、调料炒匀即成。

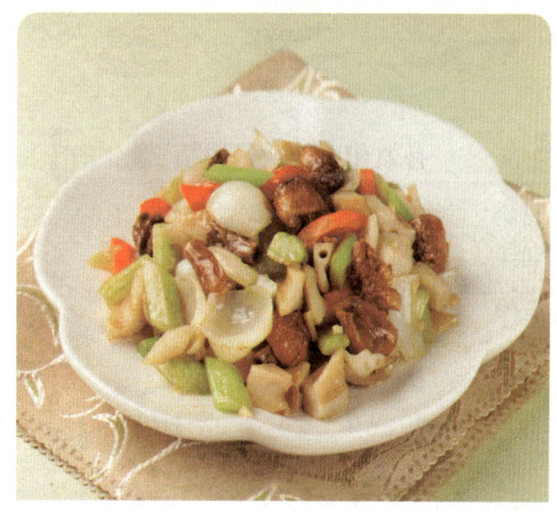

竹笋

【每日适宜用量】 60克

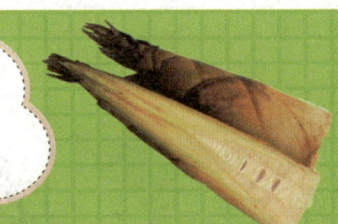

- 热量：19千卡
- 碳水化合物：3.6克
- 蛋白质：2.6克
- 脂肪：0.2克

降脂原理

竹笋富含膳食纤维，有吸附油脂的作用，能降低肠胃黏膜对于脂肪的吸收与积蓄；还能降低胆固醇水平，有效降低血脂，在达到减肥目的的同时还能够预防消化道肿瘤，是高血脂中肥胖者减肥的佳品。

应用指南

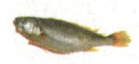 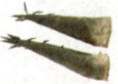 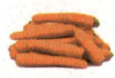  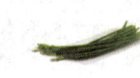

黄鱼　　竹笋　　胡萝卜　　　　　竹笋　　韭菜薹　　鸡粉

补血和胃、益气填精

材料： 小黄鱼300克，竹笋50克，胡萝卜50克
调料： 盐3克，淀粉、食用油各适量
做法： 将小黄鱼洗净，去骨切块，用盐腌渍；竹笋洗净切块，焯水，捞出；胡萝卜洗净切片；用油起锅，倒入竹笋、胡萝卜，加盐翻炒，加小黄鱼，轻轻推动，略煮；调入水淀粉勾芡即可。

清热除烦、益气和胃

材料： 竹笋150克，韭菜薹50克
调料： 盐、鸡粉、生抽、芝麻油各适量
做法： 将竹笋洗净、切成条状，韭菜薹切成段。将笋条和韭菜段依次下入沸水中焯熟，捞出沥干水分后装入碗内，加入适量盐、鸡粉、生抽、芝麻油，搅拌均匀调味，盛出装入盘中即可。

冬笋炒枸杞叶

材料： 枸杞叶80克，水发香菇70克，冬笋180克

调料： 盐3克，鸡粉2克，水淀粉4毫升，食用油适量

做法

① 将香菇洗净切丝；冬笋洗净去皮切丝。② 冬笋、香菇焯水捞出待用。③ 锅中注食用油烧热，放入枸杞叶、冬笋、香菇、盐、鸡粉炒匀，淋入水淀粉炒匀盛出即可。

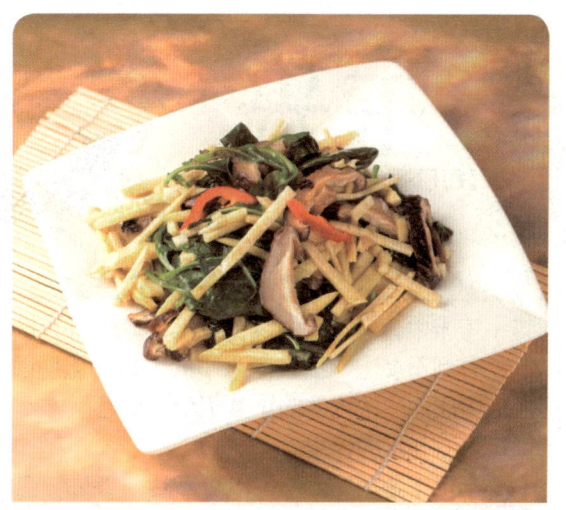

冬笋油菜海味汤

材料： 冬笋150克，油菜60克，鱿鱼、虾仁80克，姜丝少许

调料： 盐、鸡粉、生抽、料酒、食用油各适量

做法

① 将冬笋去皮洗净切片；油菜洗净；鱿鱼洗净切花刀；虾仁去虾线、剪去虾头洗净。② 锅中注水烧开，放入油、料酒、姜丝、冬笋煮沸；加入鱿鱼、虾仁，煮变色。③ 放入油菜，加入调料拌匀，煮熟即成。

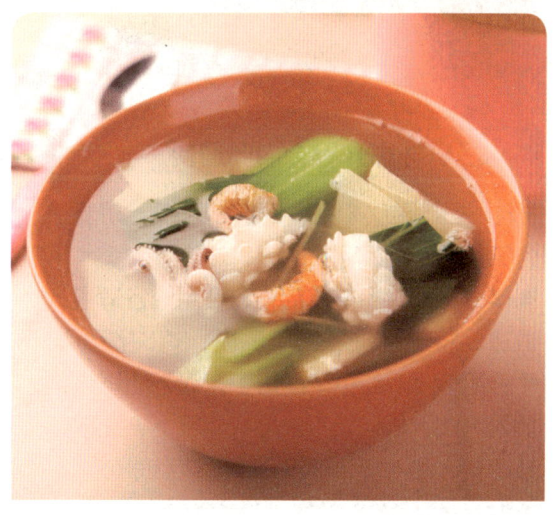

玉米

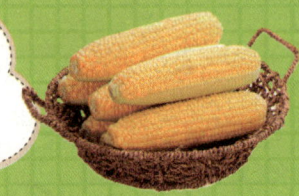

【每日适宜用量】50~100克

- 热量：106千卡
- 碳水化合物：22.8克
- 蛋白质：4克
- 脂肪：1.2克

降脂原理

玉米中含有丰富的膳食纤维，还含有大量镁，镁可加强肠壁蠕动，促进机体废物的排泄，有利于减肥。而且玉米中的不饱和脂肪酸和玉米胚芽中的维生素E协同作用，可降低血液中胆固醇浓度并防止其沉积于血管壁，对防治高脂血症及其并发症冠心病、动脉粥样硬化等有一定的作用。

应用指南

 玉米粒　　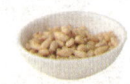 松仁　　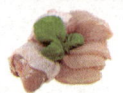 鸡肉　　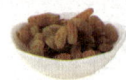 葡萄干　　 红椒　　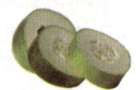 冬瓜

补虚开胃、润肠通便

材料：玉米粒200克，松仁、红椒、胡萝卜各50克，鸡肉150克

调料：盐、鸡粉、水淀粉、食用油各适量

做法：将玉米粒、松仁洗净；鸡肉洗净切丁；胡萝卜、红椒洗净切丁。锅下油烧热，放入鸡肉、松仁、玉米粒、胡萝卜、红椒翻炒片刻，加入盐、鸡粉，炒熟装盘即可。

滋补肝肾、养血益气

材料：玉米粒200克，葡萄干、红椒各20克，冬瓜150克

调料：盐3克，鸡粉2克，食用油适量

做法：食材洗净，红椒去蒂，切片；冬瓜去皮、子，切丁。玉米粒焯熟后捞出。用油起锅，放入冬瓜滑炒片刻，放入玉米粒、红椒、葡萄干、盐、鸡粉炒入味，装盘即可。

玉米炒鸭丁

材料：鲜玉米粒50克，鸭肉150克，胡萝卜70克，彩椒50克，姜片、蒜末各少许

调料：盐、鸡粉、料酒、食用油各适量

做法

① 将去皮胡萝卜、彩椒、鸭肉洗净切丁装碗，加调料，腌渍片刻。② 将玉米粒、彩椒、胡萝卜焯水捞出；鸭丁氽水捞出，滑油片刻捞出。③ 锅底留油，倒配料、食材、调料，炒匀即可。

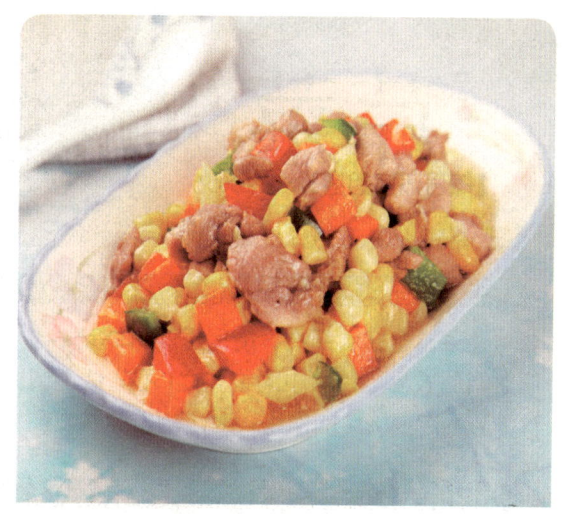

腐竹玉米马蹄汤

材料：排骨块200克，玉米段70克，马蹄60克，胡萝卜50克，腐竹20克，姜片少许

调料：盐、鸡粉各2克，料酒5毫升

做法

① 将胡萝卜洗净去皮切块；马蹄洗净去皮对半切开。② 排骨块氽水捞出。③ 砂锅注水烧开，加排骨、料酒、胡萝卜、马蹄、玉米段、姜片，烧开后小火煮熟，加腐竹，小火续煮片刻，加盐、鸡粉调味即可。

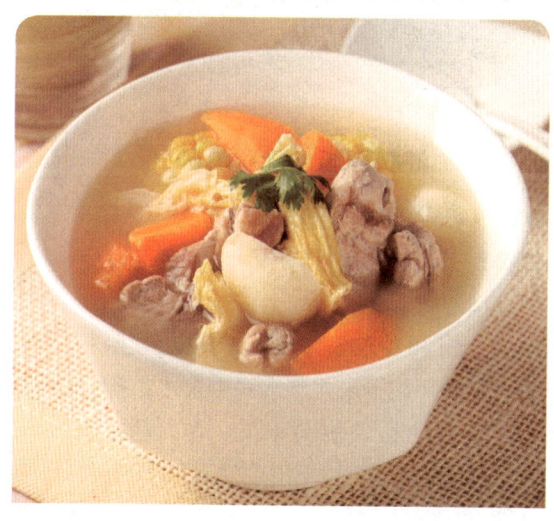

芹菜

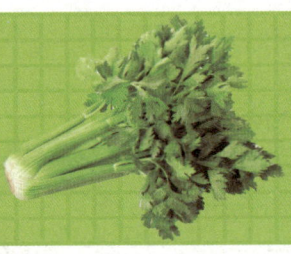

【每日适宜用量】80~100克

- 热量：20千卡
- 碳水化合物：1.8克
- 蛋白质：1.4克
- 脂肪：0.2克

降脂原理

芹菜富含膳食纤维，能促进肠胃蠕动，减少肠道对脂类和胆固醇的吸收，从而达到降低血脂的效果。芹菜中的维生素P可降低毛细血管的通透性、增加血管弹性、防止毛细血管破裂而起到降压的作用，对高脂血症并发高血压有积极作用。

应用指南

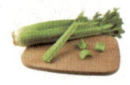 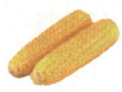 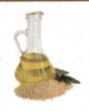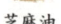

西芹　　　玉米　　　芝麻油

健脾通肠、降压消肿

材料：西芹350克，玉米200克

调料：芝麻油20毫升，盐4克，鸡粉2克，醋适量

做法：将西芹洗净，切成小块；玉米洗净。将西芹和玉米入沸水锅中氽水，捞出沥干，装盘。加入适量芝麻油，调入适量盐和鸡粉一起搅拌均匀，盛出放入碗中即可。

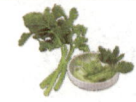 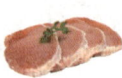 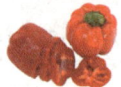

芹菜　　　瘦肉　　　红椒

清热凉血、润肠补虚

材料：芹菜150克，瘦肉100克，红椒30克，大蒜6克，姜8克

调料：盐6克，鸡粉3克，酱油5毫升，食用油适量

做法：将芹菜切段，瘦肉切片，红椒切丝。锅中油烧热，大蒜和姜炝锅，加芹菜和红椒丝、盐、鸡粉炒熟盛出。再将瘦肉、酱油入锅炒，将芹菜和辣椒炒熟即可。

芹菜烧马蹄

材料：芹菜梗90克，马蹄肉120克
调料：盐2克，生抽3毫升，水淀粉、食用油各适量

做法
①将芹菜梗洗净切小段；马蹄肉洗净切片。②锅中注水烧开，加食用油，倒入马蹄肉、芹菜段煮至断生，捞出待用。③用油起锅，倒入食材，用大火翻炒片刻，加盐、生抽、水淀粉调味勾芡即成。

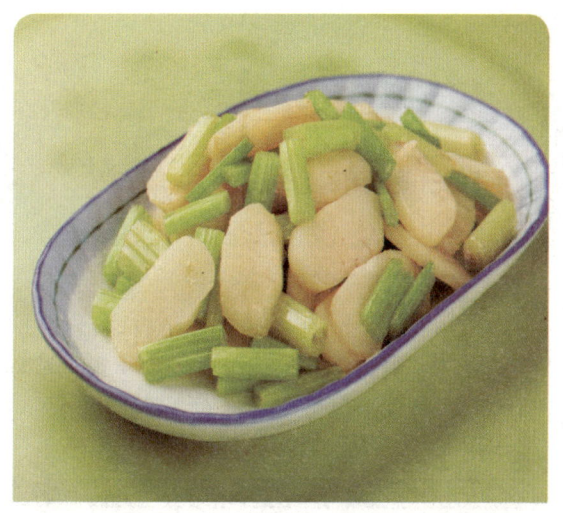

凉拌嫩芹菜

材料：芹菜80克，胡萝卜30克，蒜末、葱花各少许
调料：盐3克，鸡粉少许，芝麻油5毫升

做法
①将芹菜洗净切段；胡萝卜洗净去皮切丝。②将胡萝卜片、芹菜段，分别焯水捞出沥干，放入碗中。③加入盐、鸡粉、蒜末、葱花、芝麻油拌匀调味，装碗中即可。

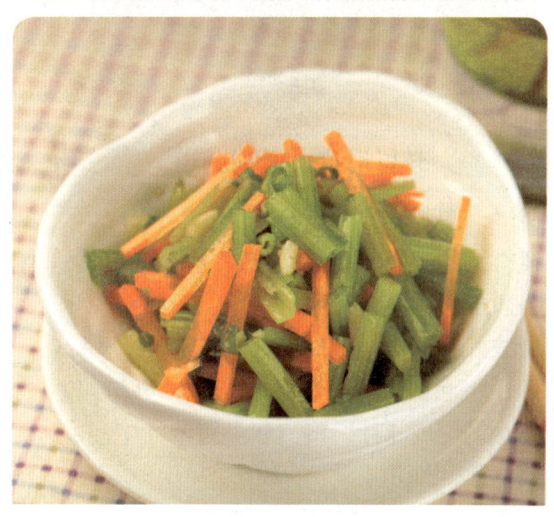

白萝卜

【每日适宜用量】50~100克

- 热量：21千卡
- 碳水化合物：5克
- 蛋白质：0.9克
- 脂肪：0.1克

降脂原理

白萝卜所含的芥子油可促进胃肠道蠕动，加速代谢废物的排出，有利于降低胆固醇，降低血脂。白萝卜中含有的维生素和植物化学物质可以防止自由基侵害体内动脉血管细胞，有助于保护血管弹性、稳定血压，对防治高脂血症并发高血压、冠心病等有积极作用。

应用指南

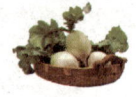 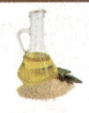 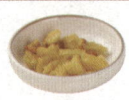

白萝卜　　芝麻油　　泡椒

开胃消食、通利肠道

材料： 白萝卜400克

调料： 芝麻油4毫升，泡椒、盐、鸡粉、醋各适量

做法： 将白萝卜去皮，清洗干净，切成片，将泡椒、醋、芝麻油、盐、鸡粉加适量水调匀成味汁，将白萝卜置味汁中浸泡1天，摆盘即可。

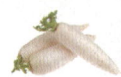 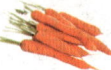 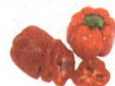

白萝卜　　胡萝卜　　红椒

养心润肺、消食化积

材料： 白萝卜、胡萝卜各100克，红椒30克，香菜叶适量

调料： 植物油、盐、鸡汤各适量

做法： 将白萝卜、胡萝卜均洗净去皮，切丝；红椒去蒂洗净，切片。热锅注油，放入白萝卜丝、胡萝卜丝、红椒滑炒片刻，加盐炒匀，倒入鸡汤煮熟装盘，用香菜叶点缀。

鸭肉蔬菜萝卜卷

材料： 鸭肉140克，水发香菇45克，白萝卜100克，生菜65克

调料： 料酒、水淀粉、盐、白醋各适量

做法

① 香菇、生菜切丝；白萝卜切片加盐腌渍；鸭肉切丝，加盐、料酒腌渍。② 用油起锅，倒入食材、水淀粉、盐制成馅料。③ 取出白萝卜片，放入馅料、生菜，卷成卷即可。

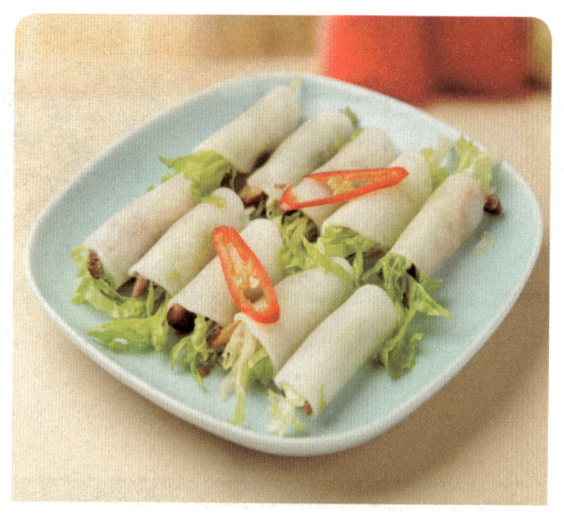

淡菜萝卜豆腐汤

材料： 豆腐200克，白萝卜180克，水发淡菜100克，香菜、枸杞、姜丝各少许

调料： 盐、鸡粉、料酒、食用油各少许

做法

① 将白萝卜洗净、切丁；豆腐洗净、切块；香菜洗净、切段。② 锅中注水烧开，放淡菜、萝卜块、姜丝、料酒，煮沸后小火煮熟；放枸杞、豆腐块，加调料续煮入味。③ 盛出撒香菜叶即成。

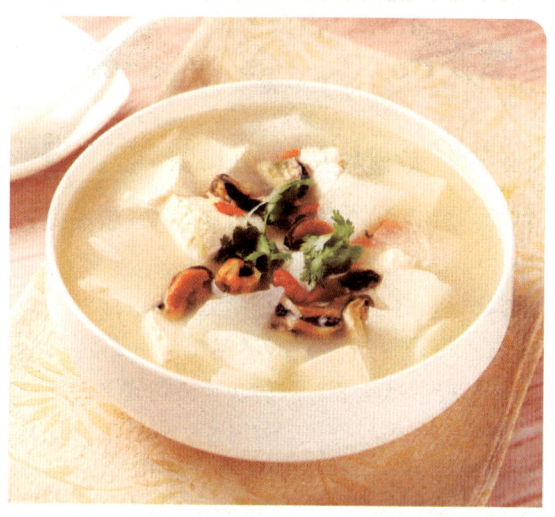

黄瓜

【每日适宜用量】100~200克

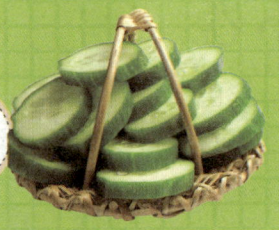

- 热量：15千卡
- 碳水化合物：2.9克
- 蛋白质：0.8克
- 脂肪：0.2克

降脂原理

黄瓜中含有的丙醇二酸可抑制碳水化合物转化为脂肪，有效降低胆固醇、降低血脂，对防治高脂血症有积极作用。黄瓜是一种碱性食物，嘌呤含量较低，且富含钾元素，有利于钠盐和尿酸的排出，对防治高脂血症并发高血压病、痛风等有积极作用。

应用指南

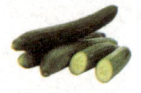 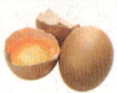 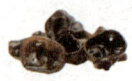

黄瓜　　鸡蛋　　黑木耳

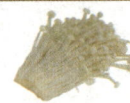 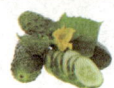

金针菇　　黄瓜　　胡萝卜

除湿利尿、降压降糖

材料： 黄瓜150克，鸡蛋100克，水发黑木耳100克，葱末、姜末各少许

调料： 盐、鸡粉各适量，花生油10毫升

做法： 将黄瓜切片，木耳撕小朵。鸡蛋加少许盐搅散成蛋液，入锅炒至凝固盛出。另起锅热油爆香葱姜，放黄瓜片、木耳翻炒，再放鸡蛋、盐、鸡粉调味，炒熟即可。

降压降脂、排毒养颜

材料： 金针菇100克，黄瓜100克，胡萝卜50克

调料： 凉拌汁、芝麻油各适量

做法： 将胡萝卜、黄瓜洗净、切丝。金针菇切去根部，撕散，入沸水汆烫沥干。所有材料放入碗中，倒入凉拌汁和芝麻油拌匀即可食用。

素炒三丁

材料： 黄瓜170克，胡萝卜150克，土豆200克，蒜末、葱段各少许

调料： 盐、鸡粉、水淀粉、食用油各适量

做法

① 将土豆、胡萝卜洗净、去皮、切丁；黄瓜洗净、切丁。② 将胡萝卜、土豆、黄瓜焯水，捞出待用。③ 用油起锅，放入蒜末、葱段爆香，倒入食材、盐、鸡粉、水淀粉炒匀即成。

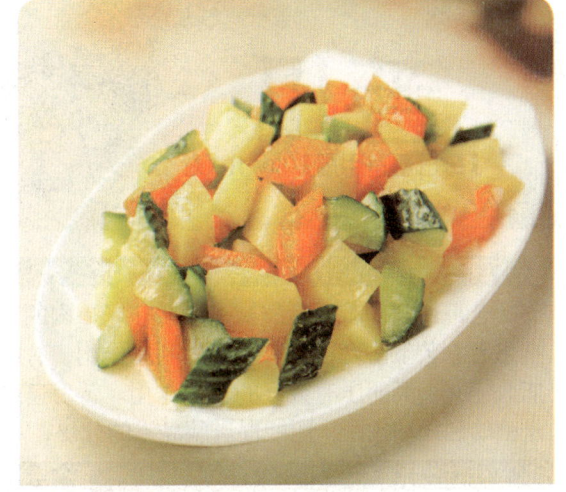

黄瓜拌蚬肉

材料： 黄瓜200克，蚬肉90克，香菜15克，胡萝卜100克，姜末、蒜末各少许

调料： 盐、鸡粉、料酒、白糖、芝麻油各适量

做法

① 将胡萝卜、黄瓜去皮、切丝；香菜洗净、切段。② 胡萝卜、蚬肉焯水捞出。③ 碗中加黄瓜、胡萝卜、蚬肉、姜末、蒜末、香菜、盐、鸡粉、白糖、芝麻油拌匀即可。

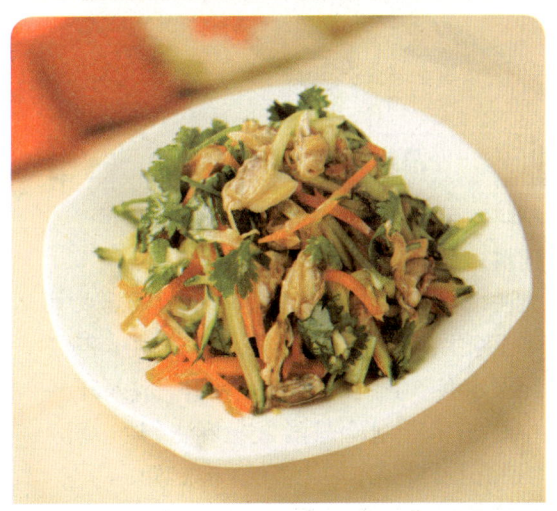

苦瓜

【每日适宜用量】 50~100克

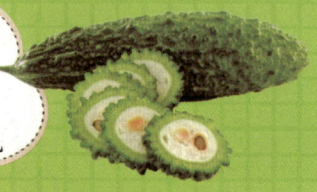

- 热量：19千卡
- 碳水化合物：4.9克
- 蛋白质：1克
- 脂肪：0.1克

降脂原理

苦瓜所含的苦瓜素能减少脂肪在肠道内的乳化吸收，有减肥功效，适合肥胖型高脂血症患者。苦瓜富含钾，有较好的利尿作用，有助于钠盐的排出，从而降低血压，对防治高脂血症并发高血压有很好的食疗作用。苦瓜还可抑制小肠对葡萄糖的吸收，并加强人体内血糖的利用和代谢，还能促进胰岛素的分泌，从而稳定血糖，预防高脂血症并发糖尿病。

应用指南

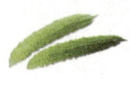 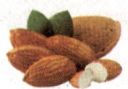 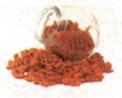 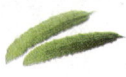 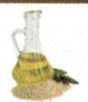 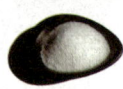

苦瓜　　杏仁　　枸杞　　　　苦瓜　　芝麻油　　鸡粉

清热通便、降糖降压

材料： 苦瓜250克，杏仁50克，枸杞10克

调料： 芝麻油、盐、鸡粉各适量

做法： 将苦瓜去籽，切成薄片，放入沸水中焯至断生，捞出，沥干水分，放入碗中。杏仁用温水泡一下，撕去外皮，掰开，放入开水中烫熟；枸杞泡发洗净。将芝麻油、盐、鸡粉与苦瓜搅拌均匀，撒上杏仁、枸杞即可。

清热利尿、减肥降脂

材料： 苦瓜500克，葱适量

调料： 盐、鸡粉、食用油各适量，芝麻油4毫升

做法： 先将苦瓜纵向一剖为二，去瓤及子，洗净，切成斜片。葱洗净，切成段，放入油锅内爆香，下入苦瓜迅速翻炒。然后放入盐炒约1分钟，加入鸡粉，翻炒半分钟熄火，淋上芝麻油即可装盘。

干贝苦瓜粥

材料：水发大米120克，苦瓜100克，干贝35克，姜片少许

调料：盐2克，芝麻油少许

做法

① 将苦瓜洗净，去瓜瓤，切片。② 锅中注水烧开，倒入洗净的干贝、大米、姜片，煮沸后用小火煮至米粒变软。③ 倒入苦瓜片，用小火续煮约5分钟，至全部食材熟透，加盐、芝麻油拌煮片刻即成。

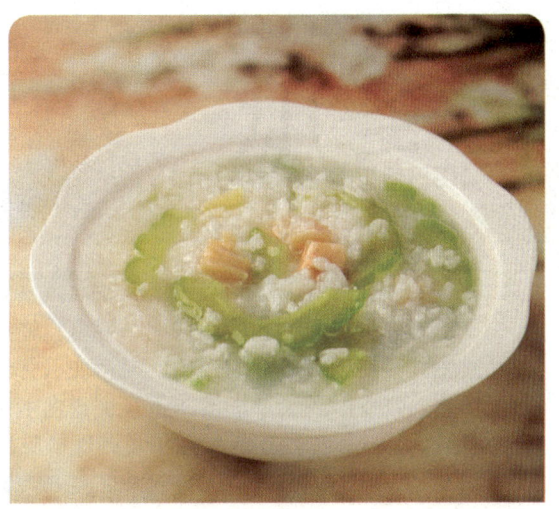

苦瓜炒虾球

材料：苦瓜200克，虾仁100克，泡小米椒30克，姜片、蒜末、葱段各少许

调料：黑胡椒粉、盐、鸡粉、料酒、生抽、水淀粉、食用油各适量

做法

① 苦瓜洗净，切片，焯水捞出；虾仁洗净，去虾线，加调料腌渍入味，后余水捞出。② 用油起锅，倒入配料、爆香，加入虾仁、苦瓜片炒香。③ 加调料炒匀即成。

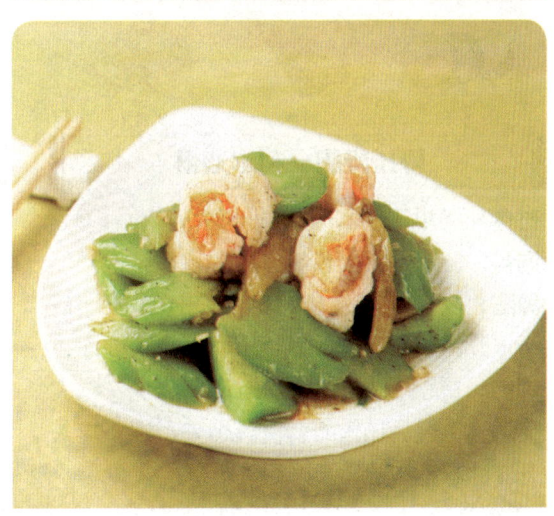

冬瓜

【每日适宜用量】 100~200克

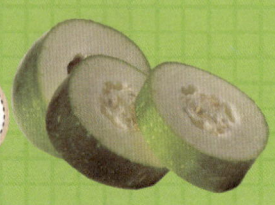

- 热量：11千卡
- 碳水化合物：2.6克
- 蛋白质：0.2克
- 脂肪：0.4克

降脂原理

冬瓜可以促进血糖和脂质代谢，降低低密度脂蛋白的含量和血糖，从而降低血脂，减少高血脂和高血糖对血管的损伤，保持血管弹性，对防治高脂血症及并发心脑血管疾病有积极作用。吃冬瓜还会增加排尿量，促进血液中代谢废物的排出，减轻对肾脏的毒性，降低血肌酐含量，保护肾功能，预防及调理肾脏疾病。

应用指南

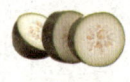 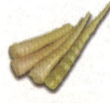 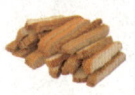

冬瓜　　竹笋　　豆腐干

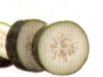 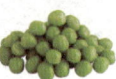 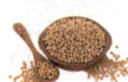

冬瓜　　豌豆　　黄豆

降压降脂、利水通淋

材料： 冬瓜200克，豆腐干30克，竹笋100克

调料： 芝麻油4毫升，盐适量

做法： 将放入清水中浸泡至软化，取出挤干水分备用；冬瓜洗净，切片；竹笋洗净，切丝。置锅于火上，加入600克清水，以大火煮沸，最后加入所有材料小火煮沸，加入芝麻油、适量盐，至熟后关火。

清热利尿、健脾益胃

材料： 冬瓜200克，豌豆、黄豆各50克，胡萝卜30克

调料： 食用油、盐、鸡粉各适量

做法： 将冬瓜去皮、洗净、切粒；胡萝卜洗净、切粒。将所有原材料下入沸水中焯烫，捞出沥水。热锅注油，加入冬瓜、青豆、黄豆、胡萝卜炒熟，加入盐、鸡粉调味即可。

冬瓜绿豆粥

材料：冬瓜200克，水发绿豆60克，水发大米100克

调料：冰糖20克

做法

①将洗净去皮的冬瓜切小丁。②砂锅中注水烧开，倒入洗净的大米、绿豆，烧开后用小火煮熟，放入冬瓜拌匀，用小火续煮至冬瓜熟烂。③加冰糖煮至溶化，盛出即可。

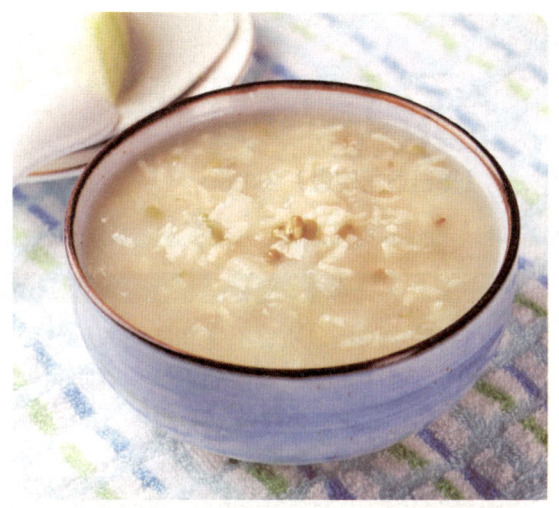

海带豆腐冬瓜汤

材料：海带丝60克，冬瓜100克，豆腐150克，姜丝少许

调料：盐、鸡粉、料酒、食用油各适量

做法

①将海带丝洗净；冬瓜去皮洗净切片；豆腐洗净，切小块。②砂锅中注水烧开，加少许姜丝、料酒、食用油，煮沸；放入冬瓜、海带丝、豆腐，用中火炖煮至熟，加盐、鸡粉调味即成。

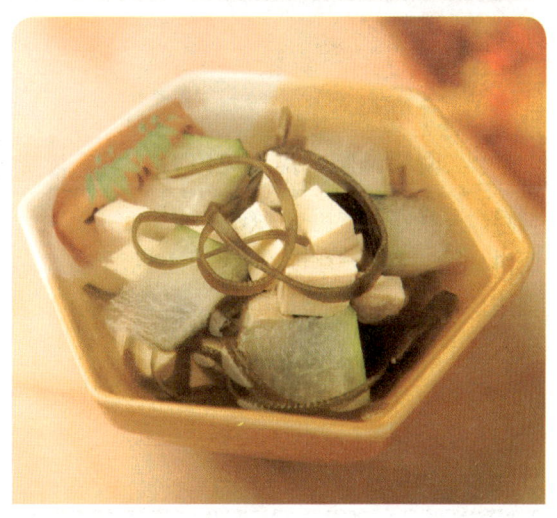

绿豆芽

【每日适宜用量】100克

- 热量：18千卡
- 碳水化合物：2.9克
- 蛋白质：2.1克
- 脂肪：0.1克

降脂原理

绿豆芽中的蛋白质、不饱和脂肪酸、各种维生素及矿物质含量都比较高，非常适合高脂血症患者降脂减肥。其中的不饱和脂肪酸可降低血胆固醇和低密度、极低密度脂蛋白的含量，预防动脉粥样硬化及冠心病等发生。

应用指南

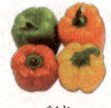 彩椒   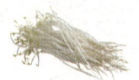 绿豆芽   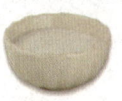 水淀粉   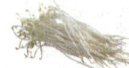 绿豆芽   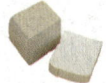 豆腐   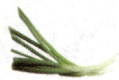 小葱

降脂减肥、提高免疫力

材料： 彩椒70克，绿豆芽65克

调料： 盐、鸡粉、水淀粉、食用油各适量

做法： 将洗净的彩椒切成丝，备用。锅中倒入适量食用油，下入切好的彩椒，再放入洗净的绿豆芽，翻炒至食材熟软。加入盐、鸡粉，炒匀调味。再倒入适量水淀粉，快速拌炒均匀至食材完全入味即可。

清热润燥、利尿减肥

材料： 新鲜绿豆芽20克，豆腐70克，小葱少许

调料： 盐适量

做法： 将绿豆芽和小葱切成小段，在沸水中焯熟备用。将豆腐切块用开水烫一下，放入碗中，并用勺研成豆腐泥。将所有原料混合在一起，加盐拌匀即可。

黄瓜拌绿豆芽

材料：黄瓜200克，绿豆芽80克，红椒15克，蒜末、葱花各少许

调料：盐2克，鸡粉2克，陈醋4毫升，芝麻油、食用油各适量

做法
① 将黄瓜洗净、切丝；红椒洗净、切丝。
② 将绿豆芽、红椒焯水煮熟捞出，装碗。
③ 碗中再放入黄瓜丝，加盐、鸡粉、蒜末、葱花、陈醋、芝麻油拌匀入味即成。

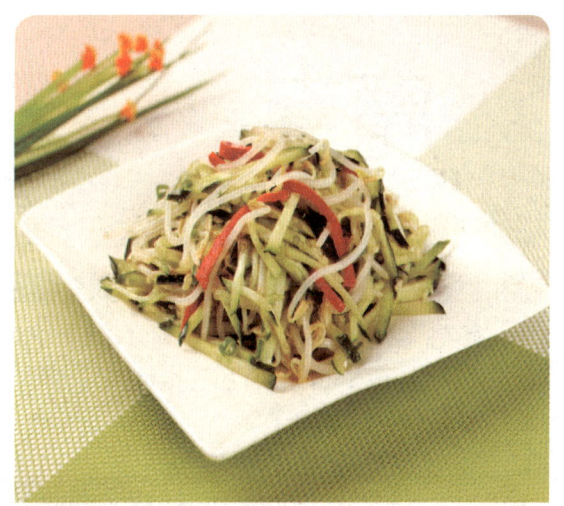

绿豆芽韭菜汤

材料：绿豆芽150克，韭菜100克，蒜末少许
调料：盐、鸡粉、食用油各适量

做法
① 将绿豆芽洗净，韭菜洗净，切成段。
② 用油起锅，放入少许蒜末，大火爆香，注入食疗清水煮沸，加入洗净的绿豆芽和韭菜煮熟。③ 加入适量盐、鸡粉调味，搅拌均匀即成。

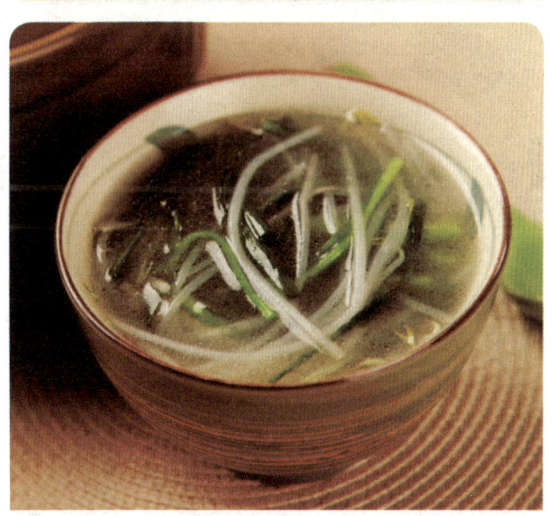

魔芋

【每日适宜用量】 80克

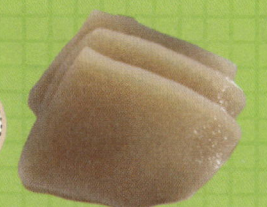

- 热量：37千卡
- 碳水化合物：78克
- 蛋白质：4.6克
- 脂肪：0.1克

降脂原理

魔芋的主要成分是一种名叫葡甘露聚糖的可溶性膳食纤维，葡甘露聚糖吸水后能膨胀至原体积的30～100倍，食后有饱足感，有利于减少脂肪和热量的摄入，是适合高脂血症患者的良好的降脂减肥食物。

应用指南

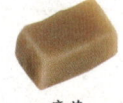 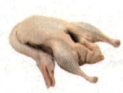 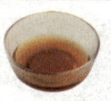 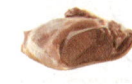 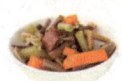 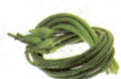

魔芋　　鸭肉　　料酒　　　　瘦肉　　泡菜　　蒜苗

降低血脂、通肠润便

材料： 魔芋80克，鸭肉200克，泡红椒50克

调料： 料酒、盐、鸡粉、芝麻油、红油、食用油各适量

做法： 魔芋洗净，切丁，焯去异味后捞出；鸭肉洗净，切块。油锅烧热，下鸭肉滑熟，入魔芋翻炒，放入泡红椒炒匀。加料酒、盐、鸡粉调味，淋入芝麻油、红油即可。

防癌抗癌、清肠降脂

材料： 魔芋丝100克，瘦肉200克，泡菜30克，甜椒、蒜苗各20克

调料： 盐、酱油、红油、食用油各适量

做法： 将食材洗净，瘦肉切丝；甜椒切丝；蒜苗洗净切段。热锅注油，放入肉丝炒至变色，加入泡菜、魔芋丝、蒜苗、红椒炒匀，炒熟，加盐、酱油、红油调味即可。

凉拌魔芋丝

材料：魔芋丝320克，黄瓜55克，胡萝卜60克，蒜末、葱花各少许

调料：盐、鸡粉、白糖、生抽、芝麻油、陈醋、食用油各适量

做法

①将胡萝卜、黄瓜、魔芋洗净切丝。②将胡萝卜丝、魔芋丝焯水捞出。③食材装碗，放蒜末、葱花、陈醋、盐、鸡粉、白糖、生抽、芝麻油拌匀入味，装盘即可。

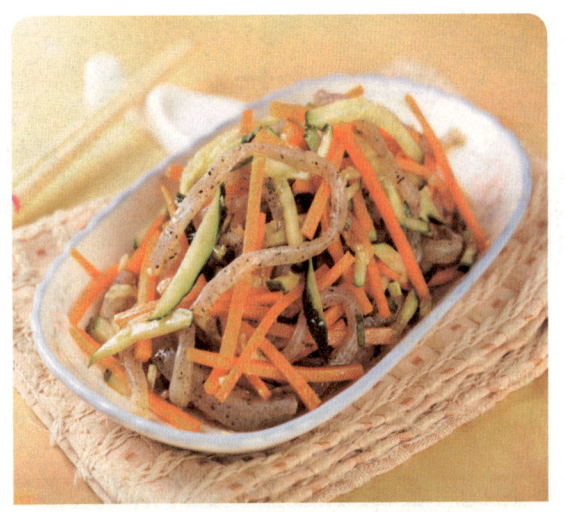

腐竹青豆烧魔芋

材料：水发腐竹150克，魔芋结200克，青豆180克，葱段、姜片、蒜末各少许

调料：盐3克，鸡粉2克，生抽5毫升，食用油适量

做法

①将腐竹洗净、切段。②将青豆、魔芋结焯水捞出。③用油起锅，放入姜片、蒜末、葱段爆香，倒入青豆和魔芋结炒匀；放入腐竹，放水、盐、鸡粉、生抽炒匀即成。

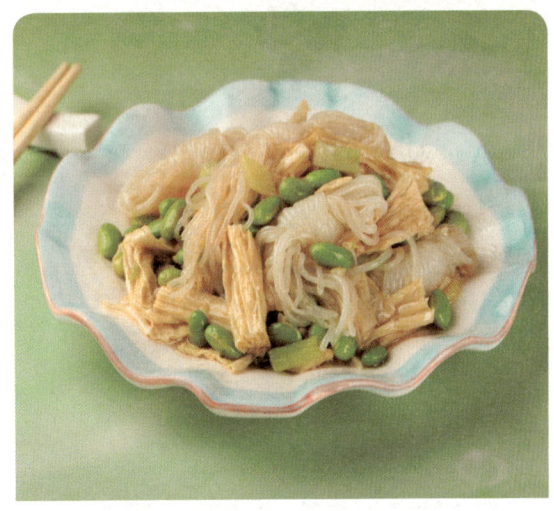

香菇

【每日适宜用量】 30克

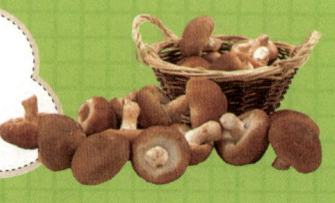

- 热量：19千卡（鲜品）
- 碳水化合物：5.2克
- 蛋白质：2.2克
- 脂肪：0.3克

降脂原理

香菇所含的核酸类物质和香菇素能够抑制体内胆固醇上升，起到降血脂、减轻动脉粥样硬化的作用。其中的香菇多糖可调节自身免疫功能、促进新陈代谢，起到调节血压的作用，对防治高脂血症及其并发的高血压、冠心病等有积极作用。

应用指南

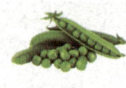 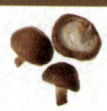 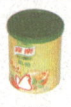 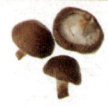 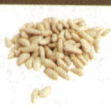 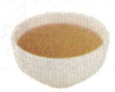

豌豆　　香菇　　鸡粉　　　　香菇　　松子仁　　上汤

防癌抗癌、益气降脂

材料： 豌豆350克，香菇150克

调料： 盐、鸡粉、水淀粉、食用油各适量

做法： 将豌豆洗净，焯水后捞出沥干；香菇洗净，切块；炒锅注油烧至七成热，放入香菇翻炒，再放入豌豆同炒至熟。调入盐和鸡粉调味，用水淀粉勾芡，装盘即可。

滋阴润肺、清肠减肥

材料： 香菇100克，松子仁150克

调料： 上汤、盐、料酒、芝麻油各适量

做法： 将香菇洗净、去蒂、切片；松子仁去皮，滑拍使其烂而不碎。锅中水烧开，放入香菇片焯透捞出；另起锅，油烧热，把松子仁下锅稍炸，再放入香菇、盐、料酒、上汤，烧至入味，淋入芝麻油起锅即可。

胡萝卜炒香菇片

材料：胡萝卜180克，鲜香菇50克，蒜末、葱段各少许

调料：盐、鸡粉、生抽、水淀粉、食用油各适量

做法

①将胡萝卜洗净、去皮切片；香菇洗净、切片。②将胡萝卜片、香菇焯水捞出。③用油起锅，放入蒜末爆香，倒入胡萝卜片和香菇，炒匀，加调料、蒜末、葱段炒匀即成。

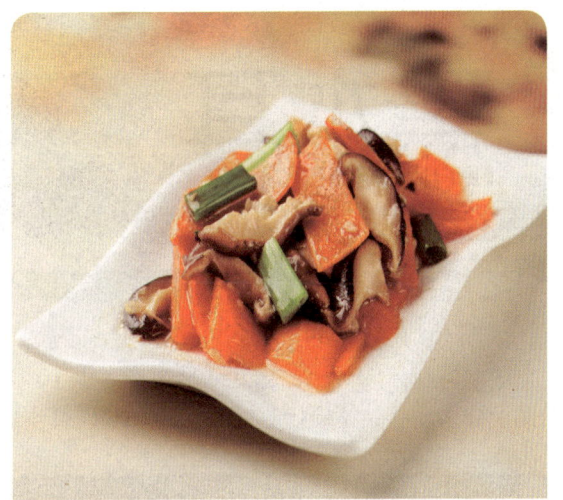

香菇口蘑烩鸡片

材料：鸡胸肉230克，香菇45克，口蘑65克，彩椒20克，姜片、葱段各少许

调料：盐、鸡粉、胡椒粉、料酒各少许，食用油适量

做法

①将食材洗净、切块。②香菇、口蘑焯水捞出。③用油起锅，倒入配料爆香，放入鸡胸肉、料酒、水、香菇、口蘑、彩椒煮熟，加盐、鸡粉、胡椒粉炒匀即可。

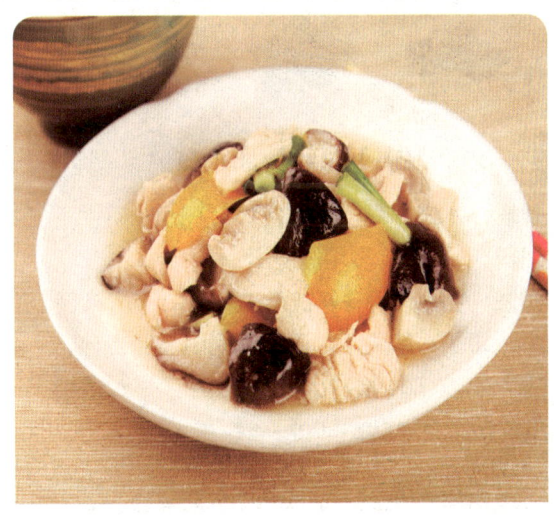

黑木耳

【每日适宜用量】 15克（干品）

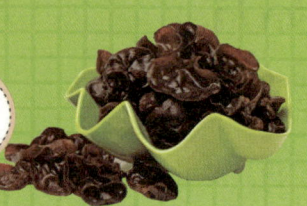

- 热量：21千卡（水发）
- 碳水化合物：65.5克
- 蛋白质：10.6克
- 脂肪：1.5克

降脂原理

黑木耳中富含的卵磷脂可使体内脂肪呈液体状态，有利于脂肪在体内完全消耗，并防止胆固醇在体内沉积，起到降低血脂、调节血压的作用。黑木耳可以防止血小板聚集，有助于减少动脉粥样硬化、冠心病等心脑血管疾病的发生。

应用指南

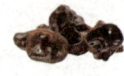 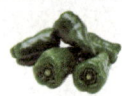 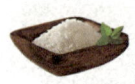 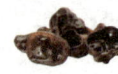 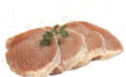

木耳　　青椒　　盐　　　　木耳　　红椒　　猪肉

温中下气、补血止血

材料： 水发木耳、青椒各150克，葱10克

调料： 盐3克，食用油适量

做法： 将水发木耳洗净，撕小朵；青椒洗净，切块；葱洗净，切段。锅中注油烧热，放入水发木耳和青椒翻炒均匀。调入适量盐，放入葱，炒熟即可。

滋阴润燥、养血补虚

材料： 水发木耳150克，红椒、青椒各50克，猪肉250克

调料： 盐3克，酱油、食用油各适量

做法： 将水发木耳洗净，撕小朵；红椒、青椒洗净，切块；猪肉洗净，切片。锅倒油烧热，放入红椒、青椒爆香，再下入木耳、猪肉。最后调入盐、酱油，炒匀即可。

木耳炒百合

材料：水发木耳50克，鲜百合40克，胡萝卜70克，姜片、蒜末、葱段各少许

调料：盐3克，鸡粉2克，料酒3毫升，生抽4毫升，水淀粉、食用油各适量

做法

① 将胡萝卜洗净、去皮切片；木耳洗净、切块；百合洗净。② 将胡萝卜片、木耳焯水捞出。③ 用油起锅，放入配料爆香；倒入食材炒熟，放入调料，翻炒入味即成。

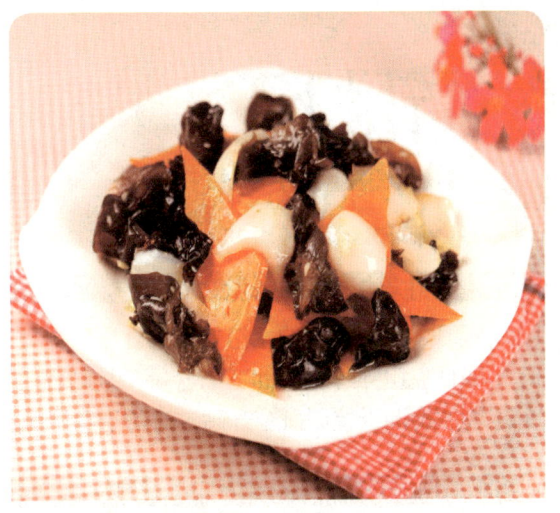

蒜薹木耳炒肉丝

材料：蒜薹300克，猪瘦肉200克，彩椒50克，水发木耳40克

调料：盐、鸡粉、生抽、食用油各适量

做法

① 将食材洗净，木耳切块；猪瘦肉、彩椒切丝；蒜薹切段装碗中，放调料腌渍入味。② 将蒜薹、木耳块、彩椒丝焯水捞出。③ 用油起锅，倒肉丝炒散，倒生抽、食材、调料炒匀即成。

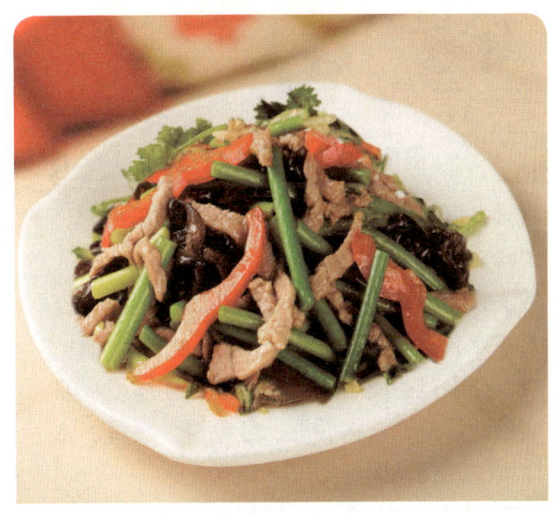

银耳

【每日适宜用量】 20克

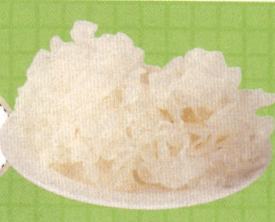

- 热量：200千卡（干品）
- 碳水化合物：67.3克
- 蛋白质：10克
- 脂肪：1.4克

降脂原理

银耳中含有较多的水溶性膳食纤维，可减缓消化速度和加快胆固醇排泄，从而稳定血糖、降低血胆固醇和甘油三酯含量，是高脂血症患者的良好食物之一，而且银耳所含丰富的矿物质有助于控制血糖升高，对防治高脂血症合并糖尿病有积极作用。

应用指南

 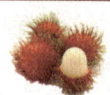  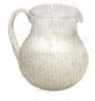 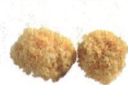 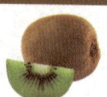

西瓜　　红毛丹　　银耳　　　　鲜奶　　银耳　　猕猴桃

滋阴生津、润肤瘦身

材料： 西瓜50克，红毛丹50克，银耳100克

调料： 冰糖200克

做法： 将银耳泡水、去除蒂头，切小块，放入滚水烫热，捞起沥干；西瓜去皮，切小块；红毛丹去皮、去籽。将冰糖加适量水熬成汤汁、待凉。将西瓜、红毛丹、银耳、冰糖水放入碗，拌匀即可。

生津止渴、滋阴降脂

材料： 鲜奶300毫升，银耳100克，猕猴桃1颗，圣女果5颗

做法： 将银耳用清水泡软，去蒂，切成细丁，加入牛奶中，以中小火边煮边搅拌，煮至熟软，熄火待凉装碗。将圣女果洗净，对切成两半；猕猴桃削皮切丁，一起倒入碗中即可。

菠萝银耳

材料： 水发银耳100克，菠萝肉125克
调料： 冰糖30克，蜂蜜25克

做法

① 将冰糖拍碎；处理好的菠萝肉切成条；泡发好的银耳切去黄色根部，撕成小块。② 取一个碗，倒入菠萝肉、银耳、冰糖，搅拌均匀，淋入适量蜂蜜，搅拌片刻，用保鲜膜封住碗口，冷藏1小时。③ 取出冷藏好的材料，撕去保鲜膜，装盘中即可。

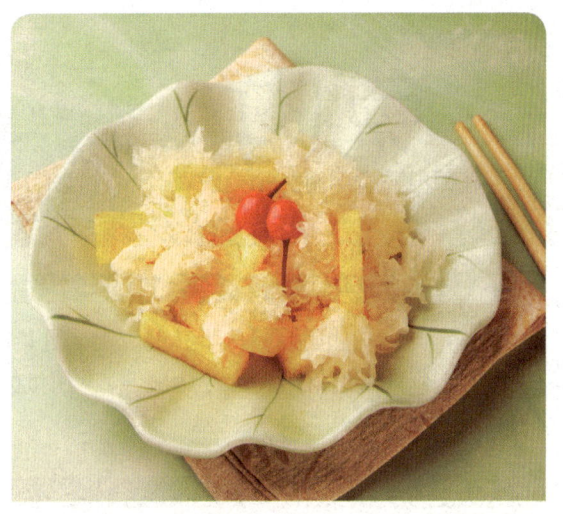

苹果雪梨银耳甜汤

材料： 苹果100克，雪梨70克，水发银耳65克
调料： 冰糖15克

做法

① 将洗好的苹果、雪梨切开，去核，把果肉切成小块；洗好的银耳切成小朵，备用。② 砂锅中注水烧开，倒入银耳、雪梨、苹果，烧开后用小火煮熟。③ 倒入适量冰糖，拌匀煮至溶化，盛出即可。

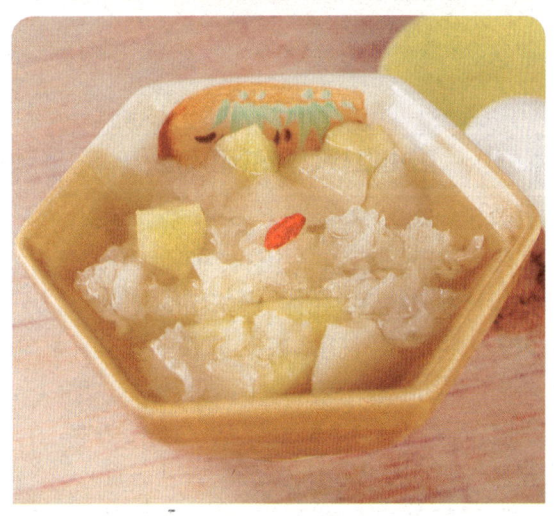

兔肉

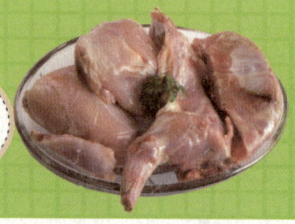

【每日适宜用量】80克左右

- 热量：102千卡
- 碳水化合物：0.9克
- 蛋白质：19.7克
- 脂肪：2.2克

降脂原理

兔肉的脂肪和胆固醇低于其他肉类，且其脂肪多为不饱和脂肪酸。兔肉富含大量的卵磷脂，不仅能够有效抑制血小板凝聚，防止血栓形成，而且能够有效降低胆固醇、预防大脑功能衰退。

应用指南

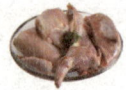 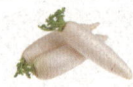 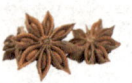

兔肉　　　白萝卜　　　八角

防止血栓、降低胆固醇

材料： 兔肉500克，白萝卜500克，香叶、八角、草果、姜片、葱段各少许

调料： 盐、料酒、生抽、食用油各适量

做法： 将白萝卜洗净、去皮、切块；兔肉汆水捞出。用油起锅，放入姜片、葱段爆香，倒入兔肉、配料、调料、水煮沸，放白萝卜，煮熟。盛出入砂锅中，放盐拌匀入味，放葱段即可。

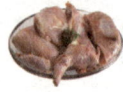 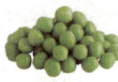 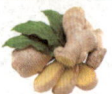

兔肉　　　豌豆　　　姜末

健脾宽中、防止血栓

材料： 兔肉200克，青豆150克，姜末、葱花各5克

调料： 盐、鸡粉各3克，食用油适量

做法： 将兔肉洗净，切成大块；青豆洗净。将切好的兔肉入沸水中汆去血水。锅上火，加油烧热，下入兔肉、豌豆炒熟后，加调味料调味即可。

葱香拌兔丝

材料：兔肉300克，彩椒50克，葱条20克，蒜末少许

调料：盐、鸡粉、生抽、芝麻油各少许

做法

① 将彩椒洗净、切丝；葱条洗净、切段。
② 锅中注水烧开，倒入兔肉，煮熟捞出。
③ 将兔肉切丝装碗中，倒入彩椒丝、蒜末、盐、鸡粉、生抽、芝麻油、葱段，拌入味即成。

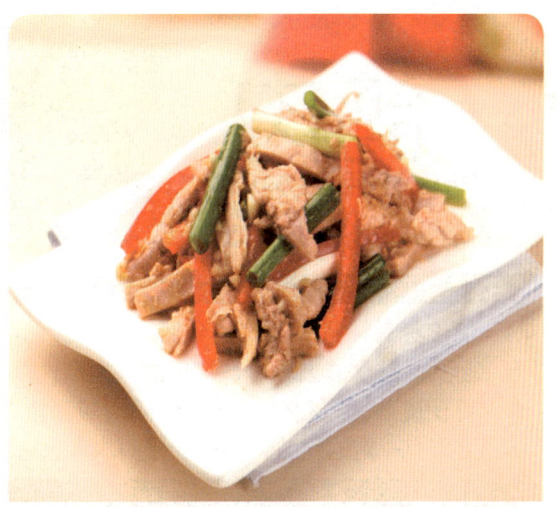

胡萝卜马蹄兔骨汤

材料：兔骨350克，胡萝卜80克，马蹄肉120克，姜片15克

调料：盐、鸡粉、胡椒粉、料酒各适量

做法

① 将胡萝卜洗净、去皮、切块；马蹄肉洗净、切块。② 将兔骨汆水捞出。③ 锅中注水烧开，下姜片、兔骨、马蹄、胡萝卜、料酒，烧开小火炖熟，放入盐、鸡粉、胡椒粉拌匀即可。

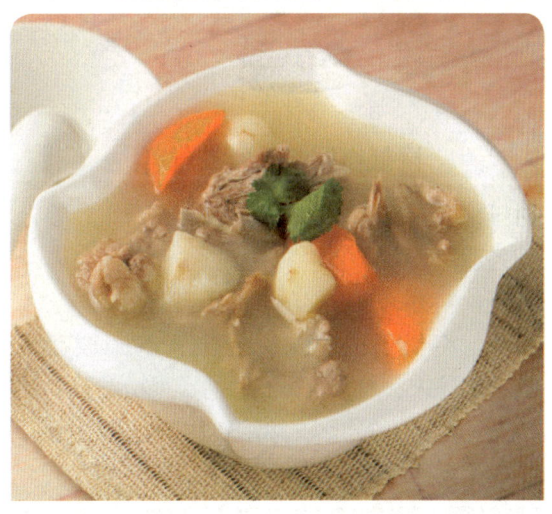

鸽肉

【每日适宜用量】 30~150克

- 热量：201千卡
- 碳水化合物：1.7克
- 蛋白质：16.5克
- 脂肪：14.2克

降脂原理

鸽肉具有补肾、益气、养血之功效。鸽血中富含血红蛋白，能使术后伤口更好地愈合。而女性常食鸽肉，可调补气血、提高性欲。此外，乳鸽肉含有丰富的软骨素，经常食用，可使皮肤变得白嫩、细腻。鸽肉属高蛋白质、低脂肪、低热量食物，不仅对降低血压、血脂有一定的疗效，还对糖尿病患者大有益处。

应用指南

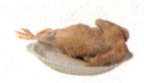 乳鸽 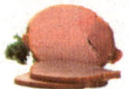 火腿片 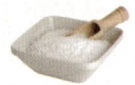 盐 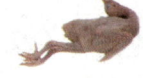 鸽子 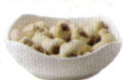 莲子 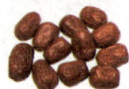 红枣

降低血脂、补肾益气

材料： 乳鸽2只，熟火腿片100克，葱末、姜末各适量

调料： 料酒、盐、鸡粉、清汤各适量

做法： 将鸽子洗净汆烫捞出；鸽子放盘内，加葱末、姜末、料酒、盐、鸡粉蒸至七成熟，取出，去骨头；将鸽肉和熟火腿片分别放于汤碗两侧，倒入清汤，蒸熟即可。

养血补血、降压降脂

材料： 鸽子1只，莲子60克，红枣25克，姜片5克

调料： 盐6克，鸡粉2克，食用油适量

做法： 将鸽子洗净斩块；莲子、红枣泡发，洗净。鸽肉汆去血水，捞出。用油起锅，加姜片、鸽块稍炒，加清水，下入红枣、莲子一起炖熟，放盐和鸡粉调味即可。

白果炖乳鸽

材料：白果30克，火腿50克，乳鸽肉200克，枸杞少许，高汤适量

调料：盐2克，鸡粉、胡椒粉各适量

做法

① 锅中注水烧开，放鸽肉拌匀，汆水捞出。② 另起锅注入高汤烧开，加入乳鸽肉、白果、火腿块，拌匀。大火煮开后调中火煮3小时至熟透。③ 加枸杞、盐、鸡粉、胡椒粉拌至入味，煮10分钟即可。

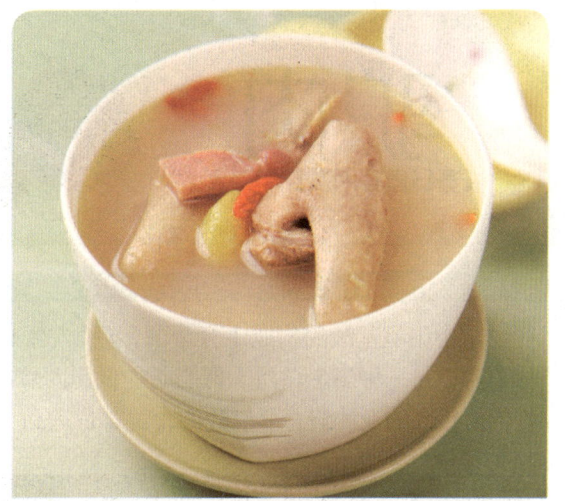

桑葚薏米炖乳鸽

材料：乳鸽400克，水发薏米70克，桑葚干20克，姜片、葱段各少许

调料：料酒20毫升，盐2克，鸡粉2克

做法

① 将乳鸽汆水捞出。② 锅中注水烧开，倒入乳鸽、薏米、桑葚干、姜片、料酒，烧开后用小火炖至食材软烂。撇去汤中浮沫。③ 放入盐、鸡粉，搅拌至食材入味，关火后盛出煮好的汤料，装入碗中即可。

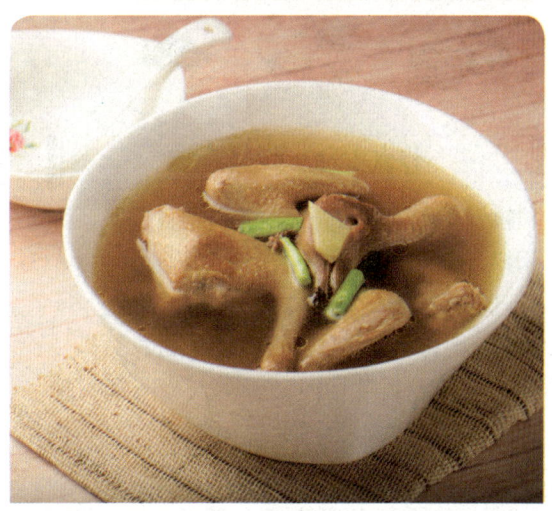

驴肉

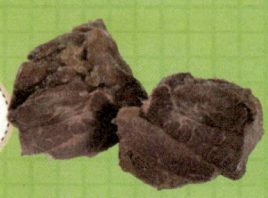

【每日适宜用量】80克左右

- 热量：116千卡
- 碳水化合物：0.4克
- 蛋白质：21.5克
- 脂肪：3.2克

降脂原理

驴肉中氨基酸的构成十分全面，8种人体必需氨基酸和10种非必需氨基酸的含量都十分丰富；是一种高蛋白质、低脂肪、低胆固醇肉类；驴肉的不饱和脂肪酸含量，尤其是生物价值极高的亚油酸、亚麻酸的含量都远远高于猪肉、牛肉。

应用指南

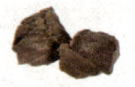 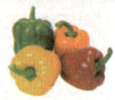 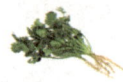 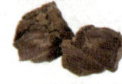 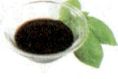

驴肉　　甜椒　　香菜　　　　驴肉　　鸡粉　　醋

养血安神、降低血脂

材料： 驴肉、甜椒、葱白、香菜各适量，

调料： 盐、葱、姜、八角、桂皮、料酒、芝麻油各适量

做法： 将食材洗净，驴肉入水氽烫；甜椒、葱白切丝；香菜切段。驴肉入高压锅，加盐、配料、清水炖至软烂，取肉撕成丝。将上述所有材料入容器，加芝麻油拌匀即可。

安神去烦、降低血脂

材料： 腊驴肉500克

调料： 盐1克，鸡粉1克，醋10毫升，老抽15毫升，红油20毫升

做法： 将腊驴肉洗净，切片。锅内注水烧沸，放入切好的驴肉片氽熟后，捞起晾干装入碗中，向碗中加入盐、鸡粉、醋、老抽、红油拌匀，再倒入盘中即可。

酱驴肉 (特别推荐)

材料：驴肉300克，姜片15克，葱结20克，桂皮、丁香、八角、红曲米、甘草、陈皮各少许

调料：盐2克，鸡粉2克，白糖5克，生抽6毫升，老抽4毫升，五香粉3克，料酒5毫升，食用油适量

做法

① 将驴肉汆水捞出。② 用油起锅，放入配料爆香，加白糖、清水、红曲米、调料、驴肉，烧开后转小火煮熟捞出。③ 将驴肉切片摆盘中，浇上汤汁即可。

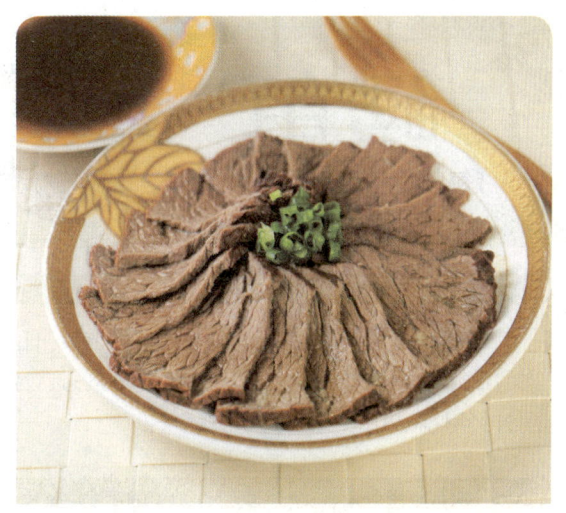

驴肉南瓜粥 (特别推荐)

材料：水发大米90克，去皮南瓜85克，驴肉45克

做法

① 蒸锅上火烧开，放入南瓜、驴肉，用中火蒸约15分钟至其熟软取出。② 将驴肉切片，改切成粒；南瓜切粒，剁碎，备用。锅中注水烧开，倒入大米，烧开后用小火煮约10分钟。③ 倒入备好的驴肉、南瓜煮熟，搅拌片刻至粥浓稠即可。

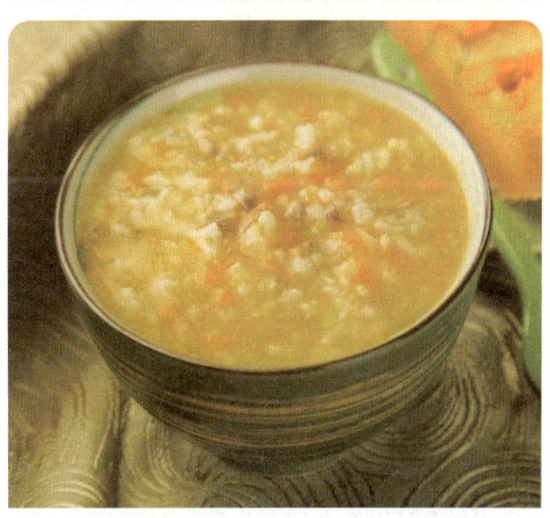

鳝鱼

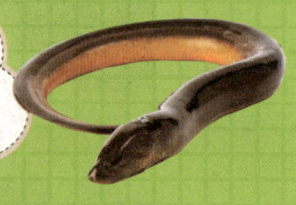

【每日适宜用量】100克左右

- 热量：89千卡
- 碳水化合物：1.2克
- 蛋白质：18克
- 脂肪：1.4克

降脂原理

鳝鱼中含有异常丰富的不饱和脂肪酸，有显著的降低胆固醇的作用。对降低血液中胆固醇的浓度，预防因动脉硬化而引起的心血管疾病有显著的食疗作用，还可用于辅助治疗面神经麻痹、中耳炎、乳房肿痛等。

应用指南

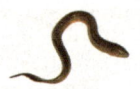 鳝鱼　　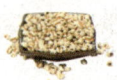 薏米　　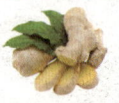 姜片

补气养血、减低胆固醇

材料： 鳝鱼120克，水发薏米65克，姜片少许

调料： 盐3克，鸡粉3克，料酒3毫升

做法： 将处理干净的鳝鱼切块，加盐、鸡粉、料酒腌渍入味；汤锅中注水烧开，放入薏米，烧开后小火煮熟。放入鳝鱼、姜片，用小火续煮15分钟至食材熟烂，放入盐、鸡粉，拌匀调味即可。

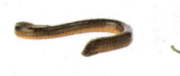 鳝鱼　　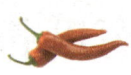 红椒　　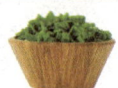 葱花

壮阳强筋、降低血脂

材料： 鳝鱼300克，红椒35克，姜片、蒜末、葱花各少许

调料： 盐2克，料酒3毫升，鸡粉2克，生粉6克，胡椒粉、生抽、食用油各适量

做法： 红椒切粒；鳝鱼去头、切段，加配料、调料腌渍入味。腌好的鳝鱼装盘，放入蒸锅中蒸熟，取出浇上热油，撒上葱花即可。

韭菜炒鳝丝

材料：鳝鱼肉230克，韭菜180克，彩椒40克

调料：盐3克，鸡粉2克，料酒6毫升，生抽7毫升，水淀粉、食用油各适量

做法

① 将韭菜洗净、切段；彩椒洗净、切丝；处理好的鳝鱼肉切丝，放入料酒、盐、鸡粉、水淀粉、食用油腌渍入味。② 用油起锅，倒入鳝鱼丝、料酒、生抽、彩椒丝、韭菜段炒匀，加入盐、鸡粉炒熟即成。

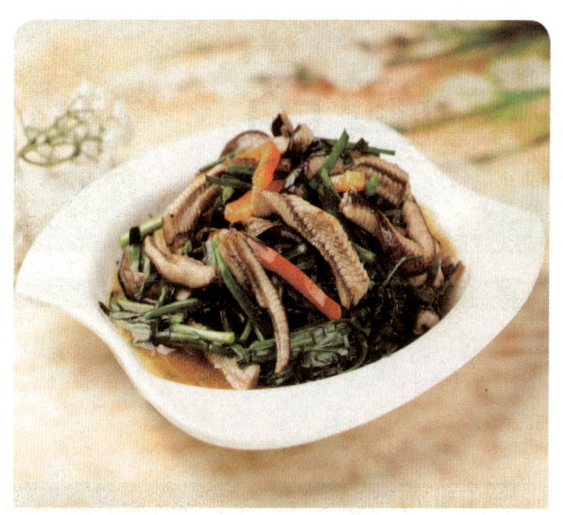

竹笋炒鳝段

材料：鳝鱼肉130克，竹笋150克，青椒、红椒各30克，姜片、蒜末、葱段各少许

调料：盐3克，鸡粉2克，料酒5毫升，水淀粉、食用油各适量

做法

① 将竹笋洗净、切片；青椒，红椒洗净均切块；鳝鱼肉洗净切片，加调料，腌渍入味。② 将竹笋片、鳝鱼片氽水捞出。③ 用油起锅，放入配料、食材炒熟即成。

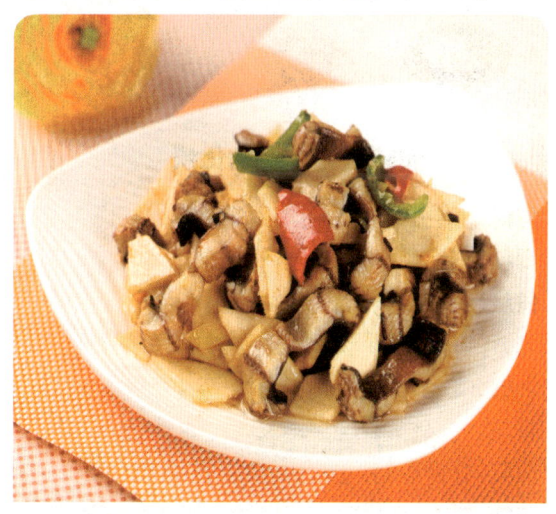

鳕鱼

【每日适宜用量】50克

- 热量：88千卡
- 碳水化合物：0.5克
- 蛋白质：20.4克
- 脂肪：0.5克

降脂原理

鳕鱼中的镁对心血管系统有很好的保护作用，可减少血液中胆固醇的含量，防止动脉硬化，同时还能扩张冠状动脉，增加心肌供血量。

应用指南

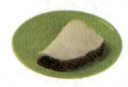 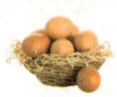 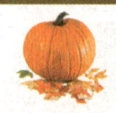

鳕鱼　　鸡蛋　　南瓜

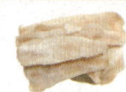 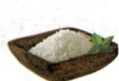 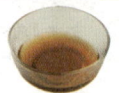

鳕鱼　　盐　　料酒

润肺益气、降脂化痰

材料： 鳕鱼100克，鸡蛋2个，南瓜150克

调料： 盐1克

做法： 将南瓜洗净切片；鸡蛋打入碗中调匀，烧开蒸锅，放入南瓜、鳕鱼蒸熟取出，剁成泥状。在蛋液中加南瓜、部分鳕鱼、盐拌匀。将材料装碗中，放烧开的蒸锅内，小火蒸8分钟取出，放上剩余的鳕鱼肉即可。

扩张动脉、降压降脂

材料： 鳕鱼块100克

调料： 盐2克，料酒适量

做法： 将洗净的鳕鱼块装入碗中；加料酒抓匀。再放入盐，抓匀，腌渍入味。将腌渍好的鳕鱼块装入盘中，放入烧开的蒸锅中，用大火蒸10分钟至鳕鱼熟透；将蒸好的鳕鱼块取出。稍微冷却即可食用。

香菇蒸鳕鱼 （特别推荐）

材料：鳕鱼肉200克，香菇40克，泡小米椒15克，姜丝、葱花各少许

调料：料酒4毫升，盐、蒸鱼豉油各适量

做法

①将泡小米椒切碎；香菇洗净、切条；洗净的鳕鱼肉装碗中，加料酒、盐，拌匀。②鳕鱼装盘中，加入香菇、小米椒碎、姜丝。③鳕鱼放入烧开的蒸锅中，蒸熟后取出，浇上蒸鱼豉油，撒上葱花即可。

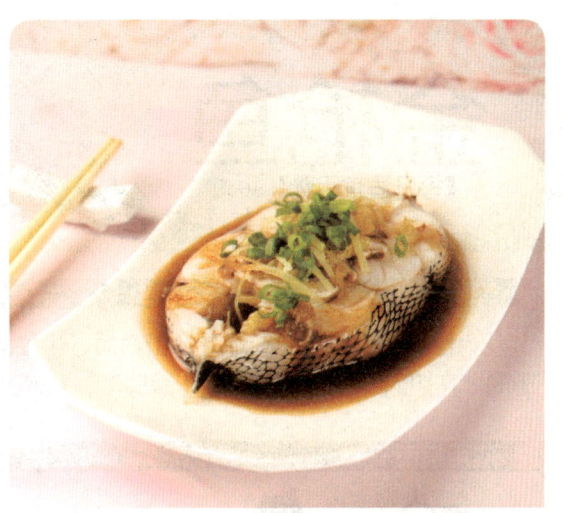

四宝鳕鱼丁 （特别推荐）

材料：鳕鱼肉200克，胡萝卜150克，豌豆100克，玉米粒90克，鲜香菇50克，姜片、蒜末、葱段各少许

调料：盐3克，鸡粉2克，料酒5毫升，水淀粉、食用油各适量

做法

①食材切好；鳕鱼肉腌渍入味。②豌豆、胡萝卜、香菇、玉米粒焯水捞出。③用油起锅，放入配料、食材、调料炒熟即成。

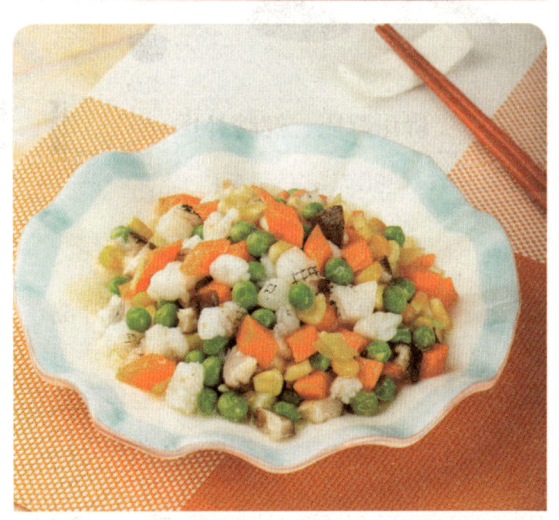

金枪鱼

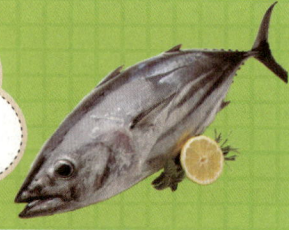

【每日适宜用量】50克

- 热量：144千卡
- 碳水化合物：0克
- 蛋白质：23克
- 脂肪：5克

降脂原理

金枪鱼中的二十五碳烯酸、蛋白质、牛磺酸均有降低胆固醇的功效，能有效减少血液中的"坏胆固醇"，增加"好胆固醇"，从而预防因胆固醇含量高所引起的疾病。

应用指南

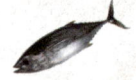 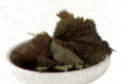 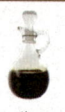

金枪鱼　　紫苏叶　　酱油

降压降脂、健脾补虚

材料：金枪鱼80克，寿司饭120克，紫苏叶2片

调料：酱油、醋各适量，芥辣5克

做法：将金枪鱼肉洗净，切片；紫苏叶洗净，擦干水分，垫在盘中。手洗净，将寿司饭捏成团，放在紫苏叶上，再将金枪鱼片置于其上。食用时，蘸酱油、醋、芥辣即可。

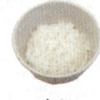 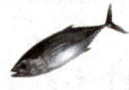 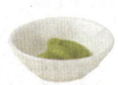

米饭　　金枪鱼　　芥末

降压降脂、健脾养胃

材料：米饭150克，金枪鱼40克，烤紫菜1张

调料：寿司醋、绿芥末、日本酱油各适量

做法：将米饭与寿司醋拌匀成寿司饭；金枪鱼解冻，切片；将烤紫菜摊平，放上寿司饭，涂一层绿芥末。放入金枪鱼卷好，分切成6段。配以日本酱油食用即可。

金枪鱼南瓜粥

材料： 金枪鱼肉70克，南瓜40克，秀珍菇30克，水发大米100克

做法

① 将南瓜洗净去皮切粒状；秀珍菇洗净切丝；金枪鱼肉洗净切丁。② 锅中注水烧开，倒入洗净的大米，拌匀，烧开后转小火煮约10分钟，倒入金枪鱼肉、南瓜、秀珍菇，拌匀；用小火煮约25分钟至所有食材熟透，搅拌至粥浓稠盛出即可。

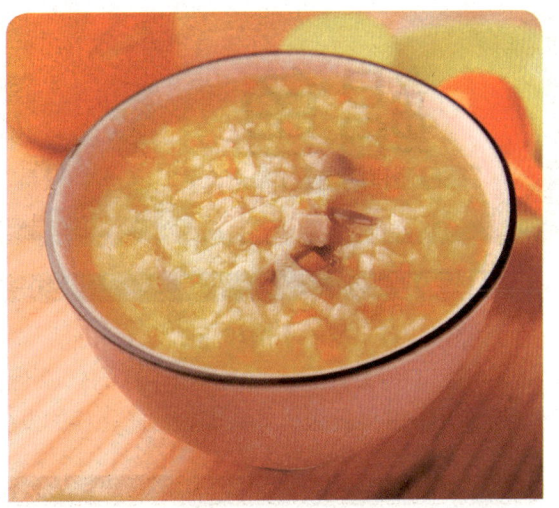

金枪鱼丸子汤

材料： 金枪鱼50克，胡萝卜60克，白萝卜90克，鸡蛋1个，面粉90克，白芝麻30克，葱花少许

调料： 盐、鸡粉各2克

做法

① 将胡萝卜、白萝卜洗净，去皮切粒；金枪鱼洗净，切粒；鸡蛋制成蛋液。② 碗中倒入所有食材，搅匀呈糊状。③ 锅中注水烧开，将面糊做成数个丸子放锅中，大火煮熟，加入盐、鸡粉，拌至入味即可。

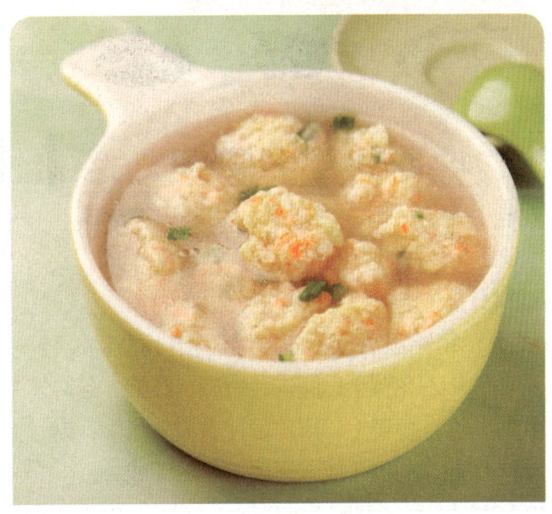

鲳鱼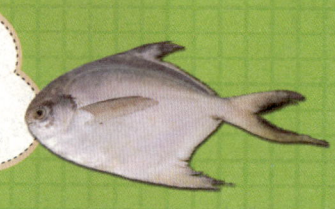

【每日适宜用量】100克左右

- 热量：140千卡
- 碳水化合物：0克
- 蛋白质：18.5克
- 脂肪：7.3克

降脂原理

鲳鱼含有丰富的不饱和脂肪酸，有降低胆固醇的功效，对高血脂、高胆固醇的人来说是一种不错的鱼类食品；鲳鱼含有丰富的微量元素硒和镁，对冠状动脉硬化等心血管疾病有预防作用，并能延缓机体衰老，预防癌症的发生。

应用指南

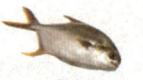 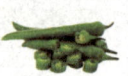 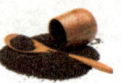 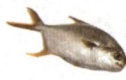 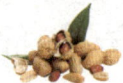 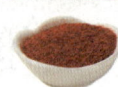

鲳鱼　　青椒　　芝麻　　　　鲳鱼　　花生米　　辣椒粉

延缓衰老、降低血脂

材料：鲳鱼5条，青椒丁、红椒丁、芝麻、蒜蓉、姜片、葱花各少许

调料：盐、料酒、食用油各适量

做法：将鲳鱼清理干净，用盐和料酒腌渍。把姜片和葱花置于鱼腹内，青椒、红椒、芝麻和蒜蓉涂在鱼身上，用竹篦托着放入盘中，淋上少许油，把盘子放入烤箱，烤熟即成。

预防癌症、降压降脂

材料：鲳鱼4条，花生米30克，姜适量

调料：盐、料酒、孜然、食用油各适量

做法：将鲳鱼清理干净，打上花刀，用盐和料酒浸渍；花生米切末；姜洗净切片。姜片置于鱼腹内，在鱼身上均匀地抹上盐，撒上孜然和花生米，淋上少许油，把装鱼的盘子放入烤箱，烤20分钟后取出即成。

酱烧鲳鱼

材料：净鲳鱼400克，甜面酱20克，泰式甜辣酱40克，蒜末、姜片、葱段各少许

调料：盐3克，鸡粉2克，生粉15克，老抽2毫升，料酒5毫升，生抽6毫升，水淀粉、食用油各适量

做法

① 将鲳鱼加调料，静置片刻；再炸熟捞出。② 用油起锅，放入配料、水、调料拌匀煮沸。③ 倒鲳鱼，煮入味盛出；余汤烧沸，放水淀粉制稠汁，浇鱼上，撒葱段即成。

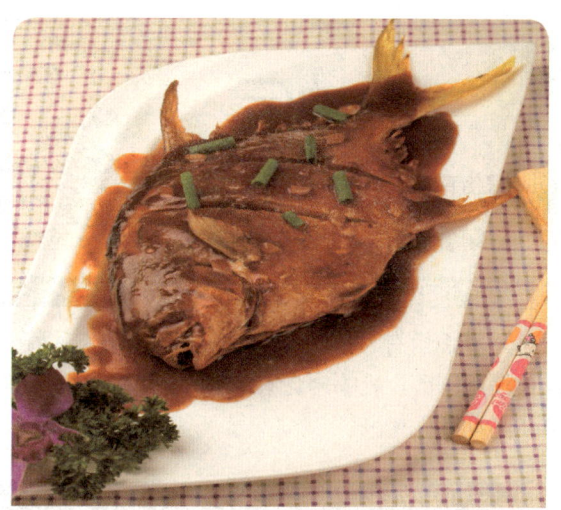

苦瓜焖鲳鱼

材料：鲳鱼550克，苦瓜260克，彩椒15克，姜片、葱段各少许

调料：料酒5毫升，盐2克，生抽6毫升，鸡粉2克，胡椒粉、食用油各适量

做法

① 将彩椒、苦瓜洗净切块；鲳鱼切网格花刀。② 将鲳鱼煎至两面断生，放入配料、水、料酒煮熟。③ 放彩椒，煮入味盛出鲳鱼；汤料加调料搅匀盛出，浇鱼上即可。

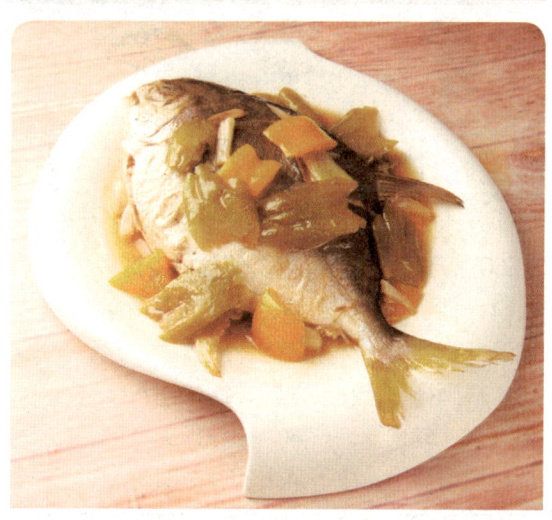

牡蛎

【每日适宜用量】30~50克

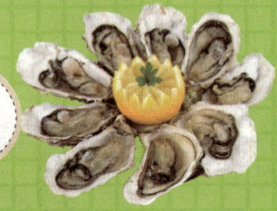

- 热量：73千卡
- 碳水化合物：8.2克
- 蛋白质：5.3克
- 脂肪：2.1克

降脂原理

牡蛎含有丰富的维生素、矿物质及多种微量元素，特别是牛磺酸能够降低人体血压和血清胆固醇。牡蛎中含有的氨基乙磺酸又有降低血胆固醇浓度的作用，因此，常食牡蛎可预防动脉硬化。

应用指南

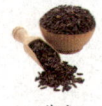 紫米　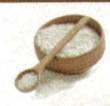 大米　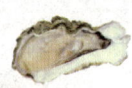 牡蛎　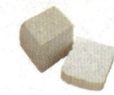 豆腐　 香菇　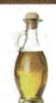 食用油

降胆固醇、健脾开胃

材料： 水发紫米、水发大米各80克，牡蛎肉100克，姜片、香菜末、葱花各少许

调料： 盐、鸡粉、料酒、芝麻油各适量

做法： 将牡蛎肉洗净装碗，放姜片、盐、鸡粉、料酒拌匀，腌渍入味；锅中注水烧开，倒大米、紫米拌匀煮熟，倒牡蛎肉煮沸，加调料搅匀盛出，撒香菜末、葱花即可。

壮阳补虚、润肺生津

材料： 豆腐200克，牡蛎肉120克，鲜香菇40克，姜片、葱花各少许

调料： 盐、鸡粉、料酒、食用油各适量

做法： 将香菇切丝；豆腐切块；豆腐块焯水捞出；牡蛎肉氽水捞出；用油起锅，放姜片、香菇丝、牡蛎肉、料酒，炒香，注水煮沸，倒豆腐块、调料煮入味，撒葱花即成。

牡蛎茼蒿炖豆腐

材料： 豆腐200克，茼蒿100克，牡蛎肉90克，姜片、葱段各少许

调料： 盐3克，鸡粉2克，老抽2毫升，料酒4毫升，生抽5毫升，水淀粉、食用油各适量

做法

① 洗净食材，茼蒿切段，豆腐切块；豆腐块、牡蛎肉焯水捞出。② 用油起锅，放入配料爆香，倒入食材、调料，炖煮至入味，大火收汁，倒入水淀粉，炒匀即成。

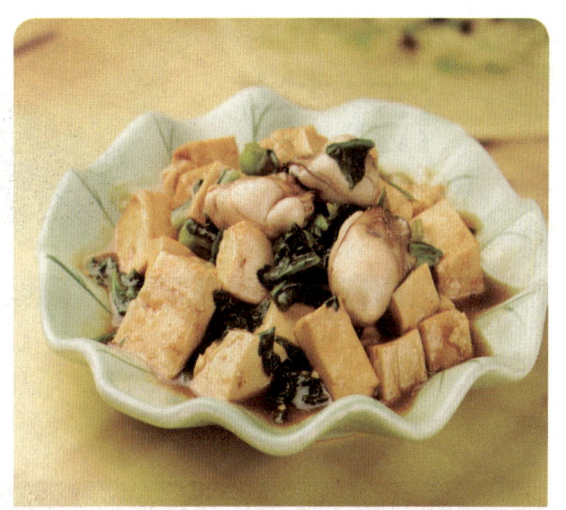

姜葱牡蛎

材料： 牡蛎肉180克，彩椒片、红椒片各35克，姜片30克，蒜末、葱段各少许

调料： 盐3克，鸡粉2克，白糖3克，生粉10克，老抽2毫升，料酒4毫升，生抽5毫升，水淀粉、食用油各适量

做法

① 将牡蛎肉氽水捞出，放生抽、生粉腌渍入味。② 将牡蛎肉炸至微黄色捞出。③ 锅底留油，放入材料、调料炒匀即可。

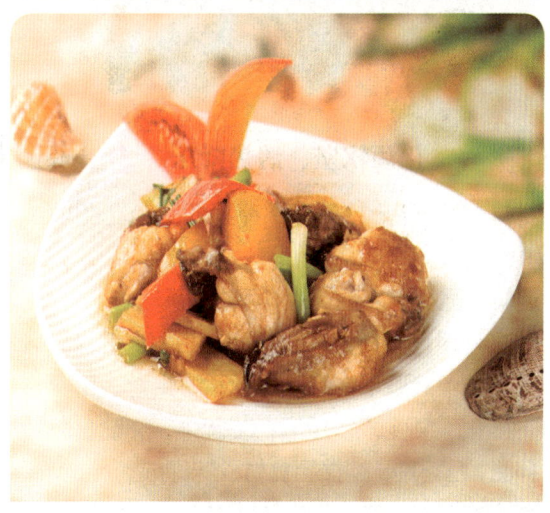

海带

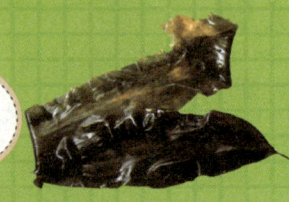

【每日适宜用量】100克

- 热量：17千卡（鲜）
- 碳水化合物：2.1克
- 蛋白质：1.2克
- 脂肪：0.1克

降脂原理

海带中钙的含量极为丰富，钙可降低人体对胆固醇的吸收。海带含有硫酸多糖，能吸收血管中的胆固醇，并排出体外，可预防高血脂。另外，海带没有热量，对于预防肥胖症颇有益。

应用指南

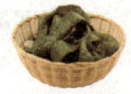  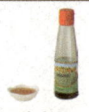 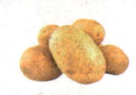 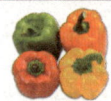 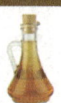

海带　　胡萝卜　　芝麻油　　　　　　土豆　　彩椒　　陈醋

化痰软坚、清热降压

材料： 水发海带100克，芹菜梗85克，胡萝卜35克

调料： 盐、芝麻油、凉拌醋各适量

做法： 将芹菜梗洗净、切段；胡萝卜洗净、去皮切丝；海带洗净、切丝；海带丝、胡萝卜丝、芹菜梗焯水捞出，装碗中，加盐、凉拌醋、芝麻油，搅拌至食材入味即成。

和胃调中、降压降脂

材料： 海带120克，土豆90克，彩椒50克，蒜末、葱花各少许

调料： 盐、鸡粉、生抽、芝麻油各适量

做法： 将彩椒、海带切成丝、去皮土豆洗净切丝；海带、土豆、彩椒焯水捞出，装碗中，放入蒜末、葱花、生抽、盐、鸡粉，淋上芝麻油，用筷子拌匀调味即可。

素炒海带结

材料：海带结300克，香干80克，洋葱60克，彩椒40克，葱段少许

调料：盐2克，鸡粉2克，水淀粉4毫升，生抽、食用油各适量

做法

① 将去皮洋葱、香干、彩椒洗净切条。② 海带结焯水捞出。③ 用油起锅，倒入香干、洋葱、彩椒、海带结、生抽、盐、鸡粉、水淀粉，快速翻炒均匀盛出即可。

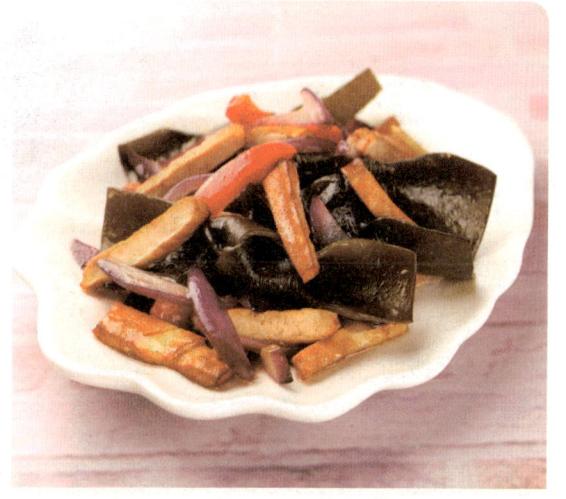

白萝卜海带汤

材料：白萝卜200克，海带180克，姜片、葱花各少许

调料：盐2克，鸡粉2克，食用油适量

做法

① 将白萝卜洗净，去皮切丝；海带洗净，切成丝。② 用油起锅，放入姜片爆香，倒入白萝卜丝炒匀，注入清水，烧开后煮3分钟至熟，倒入海带拌匀，加盐、鸡粉搅匀，煮沸盛出，装入碗中，放葱花即可。

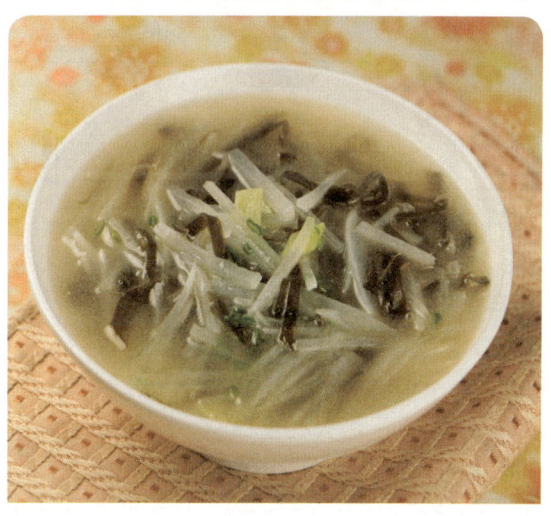

紫菜

【每日适宜用量】 15克左右

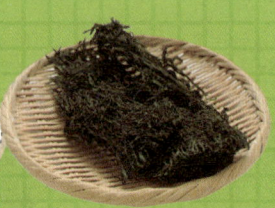

- 热量：207千卡（干品）
- 碳水化合物：44.1克
- 蛋白质：26.7克
- 脂肪：1.1克

降脂原理

紫菜中的镁元素含量比其他食物都多，能够有效降低血清胆固醇的含量，紫菜不含胆固醇，且脂肪含量很低，非常适合高血脂患者食用。紫菜中含有的牛磺酸可降低低密度脂蛋白含量，不仅可以稳定血压、降低血脂，也可保护肝脏。

应用指南

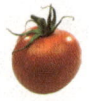 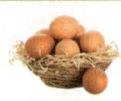 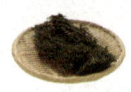

西红柿　　鸡蛋　　紫菜

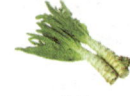 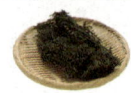 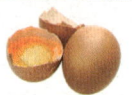

莴笋　　紫菜　　鸡蛋

利水消肿、减低血脂

材料： 西红柿100克，鸡蛋1个，水发紫菜50克，葱花少许

调料： 盐、鸡粉、胡椒粉、食用油各适量

做法： 将西红柿洗净切块；鸡蛋搅匀；用油起锅，倒西红柿，炒匀，加清水，煮沸，中火煮1分钟，放入紫菜拌匀，加调料、蛋液，搅动至浮起蛋花，盛出，撒葱花即可。

利尿降压、降低血脂

材料： 莴笋180克，水发紫菜120克，鸡蛋50克，葱花少许

调料： 盐、鸡粉、胡椒粉、食用油各适量

做法： 将鸡蛋调成蛋液；莴笋洗净去皮切片；锅中注水烧开，加盐、食用油、鸡粉、莴笋片、胡椒粉煮熟，放紫菜煮沸，边倒蛋液边搅拌，煮至液面浮现蛋花，撒葱花即成。

紫菜包饭

材料：寿司紫菜1张，黄瓜120克，胡萝卜100克，鸡蛋1个，酸萝卜90克，糯米饭300克
调料：鸡粉2克，盐5克，寿司醋4毫升
做法

① 将胡萝卜、黄瓜切条，焯水捞出；鸡蛋放盐调匀，摊成蛋皮切条。② 将糯米饭倒碗中，加寿司醋、盐拌匀，取竹帘，放寿司紫菜，米饭铺紫菜上压平，分别放上食材卷起，压成紫菜包饭切段即可。

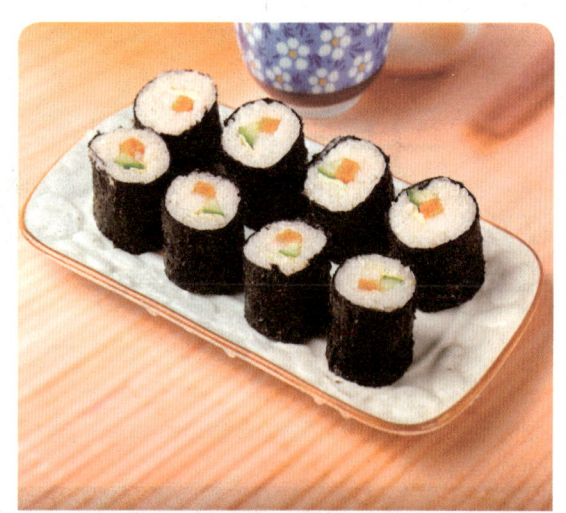

紫菜凉拌白菜心

材料：大白菜200克，水发紫菜70克，熟芝麻10克，蒜末、姜末、葱花各少许
调料：盐3克，白糖3克，陈醋5毫升，芝麻油2毫升，鸡粉、食用油各适量
做法

① 将大白菜洗净，切丝。② 用油起锅，倒入蒜末、姜末，爆香盛出。大白菜、紫菜焯水捞出。③ 食材装碗中，倒入配料、调料，搅拌入味盛出，撒上熟芝麻即可。

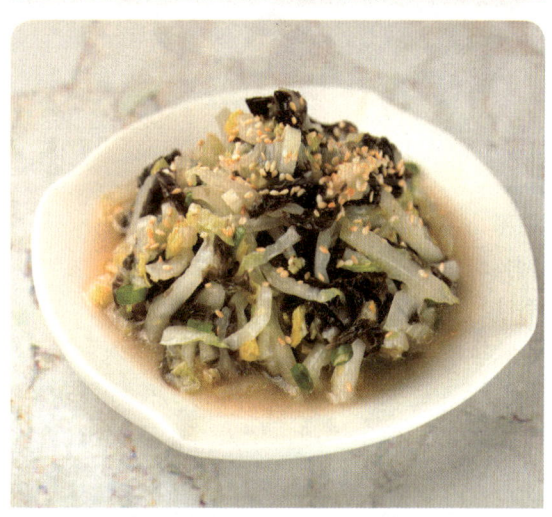

苹果

【每日适宜用量】 1个

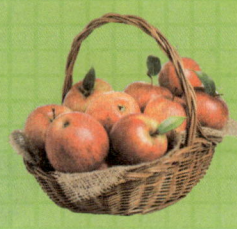

- 热量：52千卡
- 碳水化合物：13.5克
- 蛋白质：0.2克
- 脂肪：0.2克

降脂原理

苹果含有大量的果胶，这种可溶性纤维质可以降低胆固醇及"坏胆固醇"的含量；还富含维生素C，可软化血管，预防动脉硬化。此外，苹果含有大量的纤维素，常吃缩短排便时间，能够减少直肠癌的发生。

应用指南

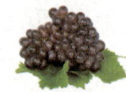
葡萄

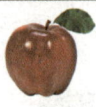
苹果

柠檬

美容养颜、软化血管

材料： 葡萄100克，苹果100克，柠檬70克

调料： 蜂蜜20毫升

做法： 将苹果洗净，去核切块；葡萄洗净；取榨汁机，选搅拌刀座组合，倒入苹果块、葡萄，倒入矿泉水，选择"榨汁"功能。榨取葡萄苹果汁，倒入蜂蜜，搅拌片刻，把果汁倒入杯中，挤入柠檬汁即可。

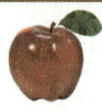
苹果

生津止渴、降低血脂

材料： 苹果1个

做法： 将洗净的苹果对半切开，削去外皮，去核；装入碗中；将装有苹果的碗放入烧开的蒸锅中；盖上盖，用中火蒸10分钟。将蒸好的苹果取出，冷却后即可食用。

黄瓜苹果汁

材料：黄瓜120克，苹果120克
调料：蜂蜜15毫升

做法

① 将洗好的黄瓜切成丁；洗净的苹果切瓣，去核，再切成小块。② 取榨汁机，选择搅拌刀座组合，倒入切好的黄瓜和苹果，倒入适量矿泉水，选择"榨汁"功能，榨取果蔬汁。③ 加入适量蜂蜜，加盖搅拌均匀后倒入杯中即可。

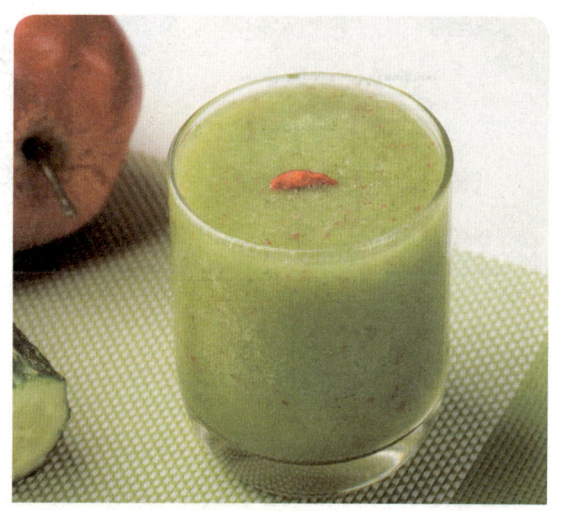

苹果玉米粥

材料：玉米碎80克，熟蛋黄1个，苹果50克

做法

① 将洗好的苹果切开，去核，削去果皮，把果肉剁碎；蛋黄切成细末，备用。② 砂锅中注入适量清水烧开，倒入玉米碎，搅拌均匀，盖上盖，烧开后用小火煮约15分钟至其呈糊状。③ 揭开锅盖，倒入苹果碎，撒上蛋黄末，搅拌均匀，关火后盛出玉米粥，装入碗中即可。

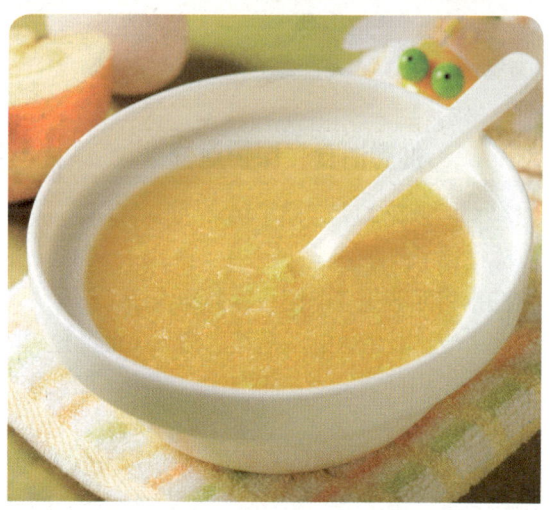

葡萄

【每日适宜用量】100克左右

- 热量：43千卡
- 碳水化合物：10.3克
- 蛋白质：0.5克
- 脂肪：0.2克

降脂原理

葡萄富含钾，能有效降低血压。研究证明，葡萄能比阿司匹林更好地阻止血栓形成，并且能降低人体血清胆固醇水平，降低血小板的凝聚力，对预防高血脂引起的心脑血管病有一定作用。

应用指南

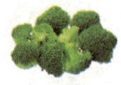  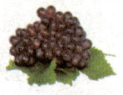

西蓝花　　橙子　　葡萄

健脾消食、保护血管

材料： 西蓝花90克，橙子1个，葡萄200克，碎冰适量

做法： 将西蓝花洗净切块；葡萄洗净，橙子洗净去皮。将备好的西蓝花、橙子、葡萄放入榨汁机中打成果汁，断电倒入杯中，加入冰块即可。

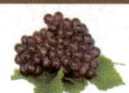 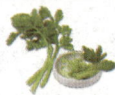 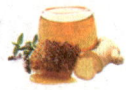

葡萄　　芹菜　　蜂蜜

降压降脂、润肺止渴

材料： 葡萄100克，芹菜90克

调料： 蜂蜜20毫升

做法： 洗净的芹菜切成粒；取榨汁机，选搅拌刀座组合，倒入洗净的葡萄、芹菜粒、矿泉水，选择"榨汁"功能，榨取葡萄芹菜汁，放入蜂蜜，选择"榨汁"功能，搅拌匀，把榨好的葡萄芹菜汁倒入杯中即可。

葡萄苹果汁

材料：葡萄100克，苹果100克，柠檬70克
调料：蜂蜜20毫升

做法

①将苹果洗净切瓣，去核切块；葡萄洗净。②取榨汁机，选搅拌刀座组合，倒入苹果块、葡萄，倒入矿泉水，选择"榨汁"功能，榨取葡萄苹果汁。③倒入蜂蜜，选择"榨汁"功能，继续搅拌片刻，把榨好的果汁倒入杯中，滴入几滴柠檬汁即可。

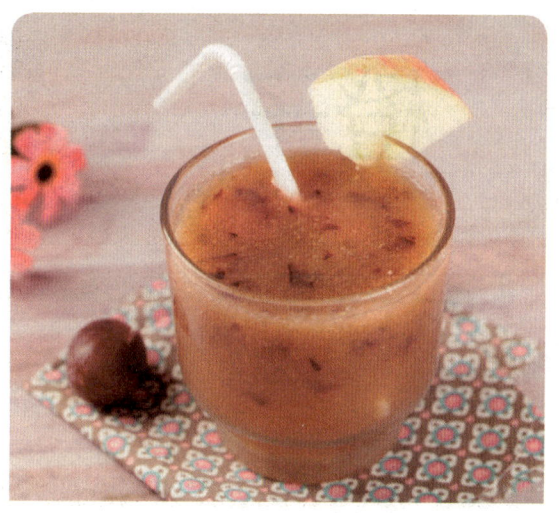

百合葡萄糖水

材料：葡萄100克，鲜百合80克
调料：冰糖20克

做法

①将葡萄剥去果皮。果肉装入小碗中，待用。②砂锅中注入适量清水烧开，倒入洗净的百合，放入备好的葡萄，盖上盖，煮沸后转小火煮约10分钟，至食材析出营养物质。③取下盖子，倒入冰糖，搅拌匀。用大火续煮片刻，至糖分完全溶化即成。

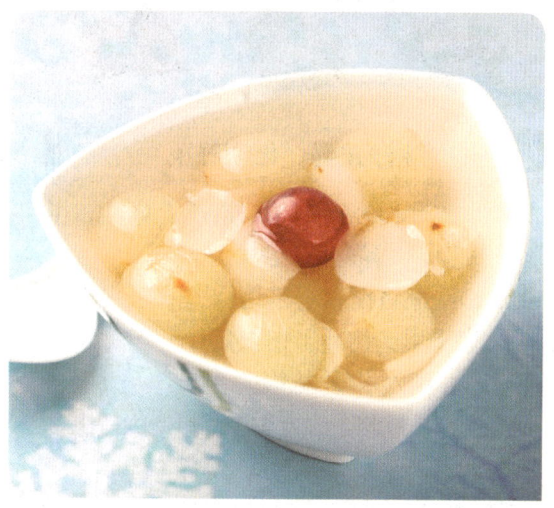

橙子

【每日适宜用量】1~2个

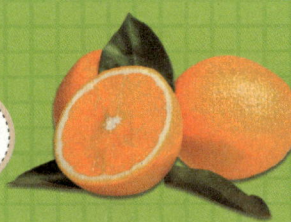

- 热量：47千卡
- 碳水化合物：11.1克
- 蛋白质：0.8克
- 脂肪：0.2克

降脂原理

橙子有化痰、健脾、温胃、助消化、增食欲、增强毛细血管弹性、降低血脂等功效，对高血压病患者有补益作用。橙子含有大量维生素C和胡萝卜素，可以抑制致癌物质的形成，降低胆固醇和血脂，还能软化和保护血管，促进血液循环。

应用指南

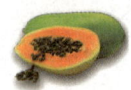 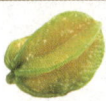 

木瓜　　杨桃　　橙子

生津止渴、化痰降压

材料：木瓜200克，杨桃、橙子各100克，圣女果90克，柠檬60克，酸奶适量

做法：洗净食材，杨桃切片，木瓜去皮切片，橙子果肉切片，柠檬切片，圣女果切开。碗中倒入木瓜、橙肉、杨桃、圣女果、酸奶，搅拌片刻至混合均匀。盘子中盛出食材摆好，柠檬片挤出汁水，滴盘中即成。

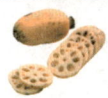 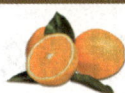 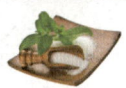

莲藕　　橙子　　白糖

滋阴养血、健脾消食

材料：莲藕100克，橙子1个

调料：白糖10克

做法：洗好的藕切小块；橙子切成瓣，去皮，切小块。锅中注水烧开，倒入莲藕，煮至断生，捞出，沥干；将食材倒入搅拌杯中，加入纯净水，选定"榨汁"功能榨取果汁，加入白糖，搅匀即可。

橙香萝卜丝

材料： 白萝卜160克，浓缩橙汁50毫升
调料： 白糖3克，盐少许

做法

①将洗净的白萝卜切成细丝。②锅中注水烧开，加适量盐，倒入白萝卜丝，煮至断生，捞出备用。③将萝卜丝放碗中，加入少许白糖，倒入适量橙汁，搅拌至白糖完全溶化，盛入盘中即可。

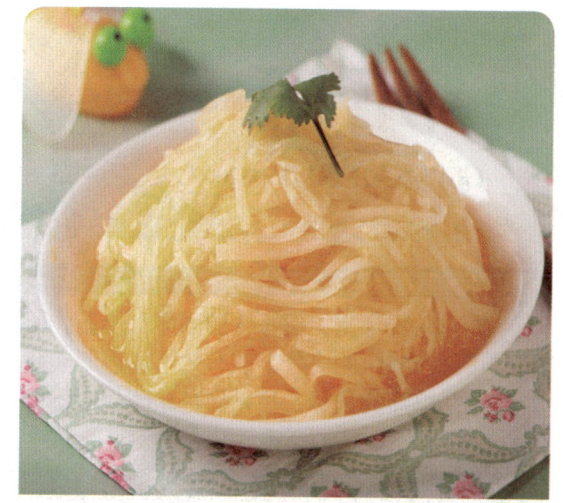

橙香山药丁

材料： 山药260克，橙汁20毫升
调料： 盐2克，水淀粉6毫升，白糖、食用油各适量

做法

①将洗净去皮的山药切成丁，备用。②用油起锅，倒入山药丁，倒入橙汁，炒匀，加盐、白糖、水淀粉，用大火快速炒匀，至食材熟软入味。③关火后盛出即可。

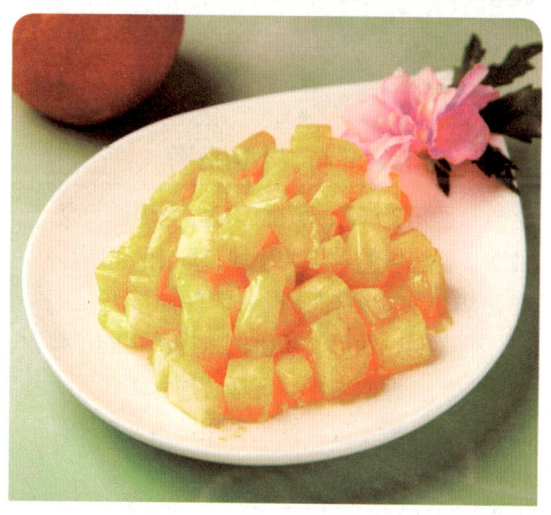

西瓜

【每日适宜用量】150~200克

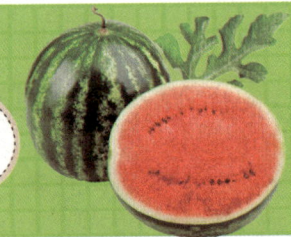

- 热量：25千卡
- 碳水化合物：5.8克
- 蛋白质：0.6克
- 脂肪：0.1克

降脂原理

西瓜营养丰富，但不含胆固醇和脂肪，所以不会影响到血脂的升高，西瓜富含钾以及多种可降脂降压的成分，能有效平衡血脂。此外，西瓜富含多种维生素，具有调节心脏功能、预防癌症的作用，可以促进新陈代谢，有软化及扩张血管的功能。常吃西瓜还可以使头发秀丽稠密。

应用指南

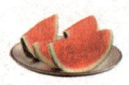 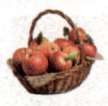 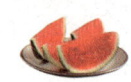 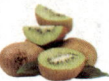 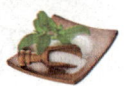

西瓜　　黄桃　　苹果　　　　　西瓜　　猕猴桃　　白糖

消暑解渴、平衡血脂

材料： 西瓜300克，黄桃150克，苹果200克

做法： 将洗好的苹果切小块；取出西瓜肉去籽，切小块。取榨汁机，选择搅拌刀座组合，把苹果、西瓜、黄桃倒入榨汁机的搅拌杯中，加少许矿泉水，选择"榨汁"功能，榨取果汁；取下搅拌杯，把果汁倒入杯中即可食用。

降压美容、延缓衰老

材料： 西瓜300克，猕猴桃100克

调料： 白糖5克

做法： 将洗净的猕猴桃去皮，对半切开，去芯，切成小块；洗净去皮的西瓜切成小块。取榨汁机，选择搅拌刀座组合，倒入猕猴桃块、西瓜，盖上盖，选择"搅拌"功能，榨取果汁，加入适量白糖，拌匀即可。

酸奶西瓜 （特别推荐）

材料： 西瓜350克
调料： 酸奶120克

做法

① 将西瓜对半切开，改切成小瓣；取出果肉，改切成小方块，备用。② 取一个干净的盘子，放入切好的西瓜果肉，码放整齐。③ 将备好的酸奶均匀地淋在西瓜上即可食用。

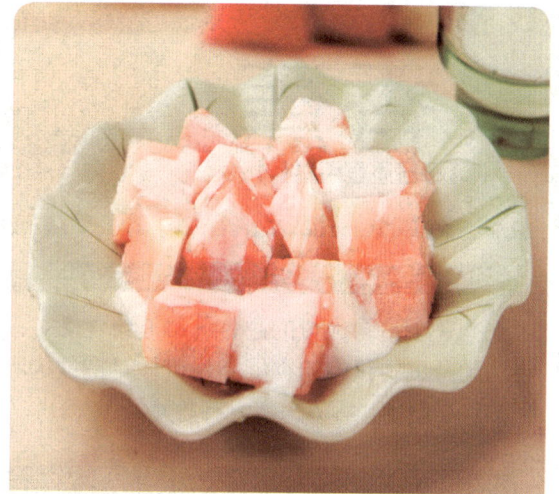

西瓜柠檬爽 （特别推荐）

材料： 西瓜400克，柠檬70克
调料： 蜂蜜15毫升

做法

① 将洗净去皮的西瓜切小块；洗好的柠檬切片，备用。② 取榨汁机，选搅拌刀座组合，倒入切好的西瓜、柠檬，榨取果汁。③ 加入适量蜂蜜，继续搅拌片刻，倒入碗中，加入冰块即可。

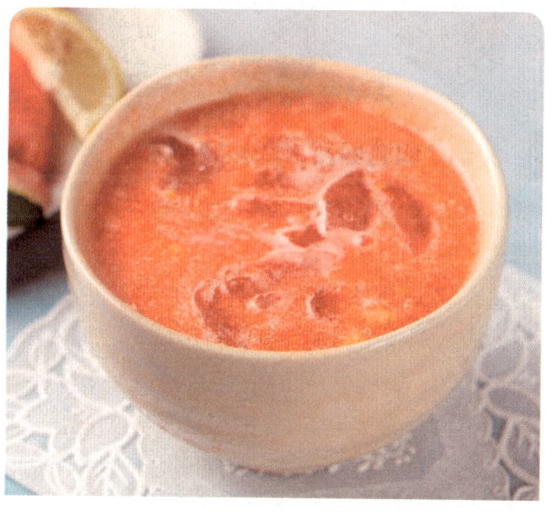

香蕉

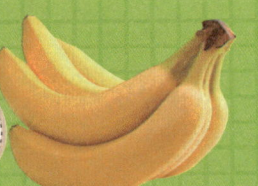

【每日适宜用量】1~2根

- 热量：91千卡
- 碳水化合物：22克
- 蛋白质：1.4克
- 脂肪：0.2克

降脂原理

香蕉中富含大量的膳食纤维和维生素C，可促进胃肠蠕动，减少肠道对胆固醇的吸收。此外，香蕉中的钾能降低机体对钠盐的吸收，故有降血压的作用。纤维素可润肠通便，对于便秘、痔疮患者大有益处。

应用指南

 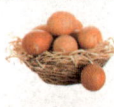 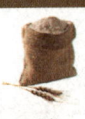  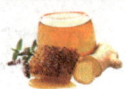

香蕉　　鸡蛋　　面粉　　　　菠菜　　香蕉　　蜂蜜

润肠通便、降压降脂

材料： 香蕉1根，鸡蛋2个，面粉80克
调料： 白糖适量
做法： 将鸡蛋入碗中；香蕉去皮，剁成泥，放入鸡蛋中，加白糖，打散调匀，加入面粉拌匀，制成香蕉蛋糊；热锅注油，倒入香蕉蛋糊，慢火煎约1分钟至成型，煎出焦香味，翻面煎至焦黄色，煎熟即可。

增强免疫、降脂通便

材料： 菠菜80克，香蕉1根
调料： 蜂蜜适量
做法： 将菠菜焯水捞出切粒；香蕉去皮，果肉剁成泥状。取榨汁机，选搅拌刀座组合，把菠菜倒入杯中，选择"搅拌"功能，榨成菠菜汁，倒入碗中。锅中注水烧热，倒入菠菜汁、香蕉泥煮沸，加蜂蜜即可食用。

香蕉牛奶

材料：香蕉60克，牛奶少许
调料：白糖适量

做法

① 将香蕉去皮，切成小块备用。② 锅中注入适量清水烧开，将香蕉倒入锅中。③ 搅拌片刻，盖上锅盖，用小火煮7分钟，倒入备好的牛奶，加入适量白糖，搅拌片刻至其溶化即可。

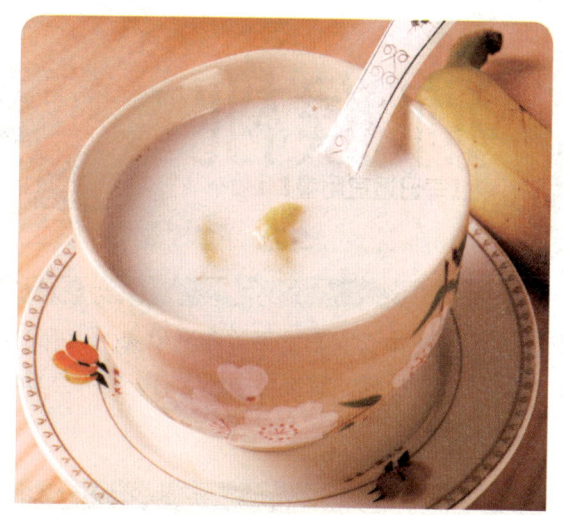

香蕉猕猴桃汁

材料：香蕉120克，猕猴桃90克，柠檬30克

做法

① 将香蕉去皮，果肉切成小块；洗净的柠檬切成小块；洗好的猕猴桃去皮，果肉切成块，备用。② 取榨汁机，选择"搅拌"刀座组合，倒入切好的水果。加入适量纯净水，盖上盖，选择"榨汁"功能，榨取果汁。② 揭开盖，将榨好的果汁倒入杯中即可。

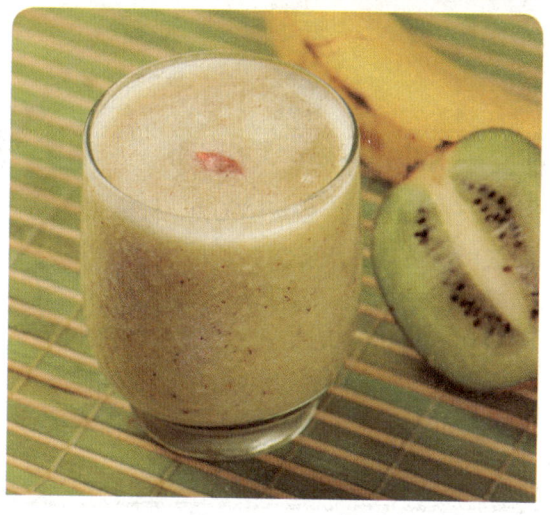

猕猴桃

【每日适宜用量】 1~2个

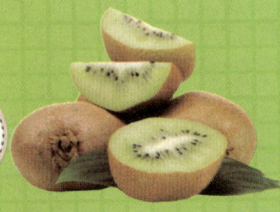

- 热量：56千卡
- 碳水化合物：14.5克
- 蛋白质：0.8克
- 脂肪：0.6克

降脂原理

猕猴桃中含有丰富果胶和维生素C，可降低血中胆固醇浓度，常食还能预防高血脂以及心脑血管疾病。猕猴桃中还含有一种天然糖醇类物质——肌醇，对调节脂肪代谢、降低血脂有较好的疗效。

应用指南

 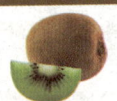  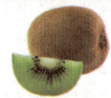  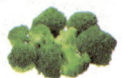

香蕉　　猕猴桃　　柠檬　　　　猕猴桃　　青苹果　　西蓝花

生津解热、美容降脂

材料： 香蕉120克，猕猴桃90克，柠檬30克

做法： 将香蕉去皮，果肉切成小块；洗净的柠檬切成小块；洗好的猕猴桃去皮，果肉切成块，备用。取榨汁机，选择"搅拌"刀座组合，倒入切好的水果。加入适量纯净水。盖上盖，选择"榨汁"功能，榨取果汁。将榨好的果汁倒入杯中即可。

降脂降压、消食开胃

材料： 青苹果100克，猕猴桃、西蓝花各80克

调料： 蜂蜜10毫升

做法： 将青苹果、猕猴桃洗净去皮切块；西蓝花切块，焯水捞出。取榨汁机，选择"搅拌"刀座组合，将食材倒入，加入适量的纯净水，选定"榨汁"功能榨取果汁，加入适量的蜂蜜，再启动榨汁机拌匀即可。

黄瓜梨猕猴桃汁

材料：黄瓜100克，梨60克，猕猴桃90克，柠檬30克

做法

① 将黄瓜洗净，切块；梨洗净去皮，去核切块；柠檬洗净，切块；猕猴桃洗净去皮，果肉切成块。② 取榨汁机，选择"搅拌"刀座组合，倒入食材，加入适量纯净水，选择"榨汁"功能，榨取果汁，揭开盖，将榨好的果汁倒入杯中即可。

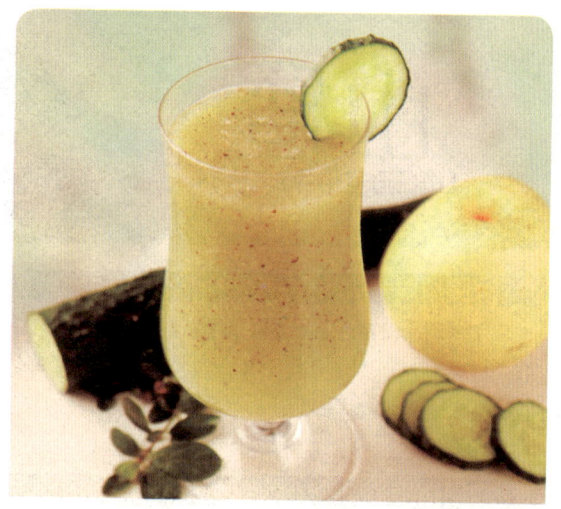

葡萄柚猕猴桃沙拉

材料：葡萄柚200克，猕猴桃100克，圣女果70克

调料：炼乳10克

做法

① 洗净的猕猴桃去皮，去硬芯，果肉切片；葡萄柚剥去皮，果肉切块；圣女果洗净切块。② 将葡萄柚、猕猴桃装入碗中，挤入炼乳，拌匀使炼乳裹匀食材，盘中摆上圣女果装饰。将拌好的沙拉装盘即可。

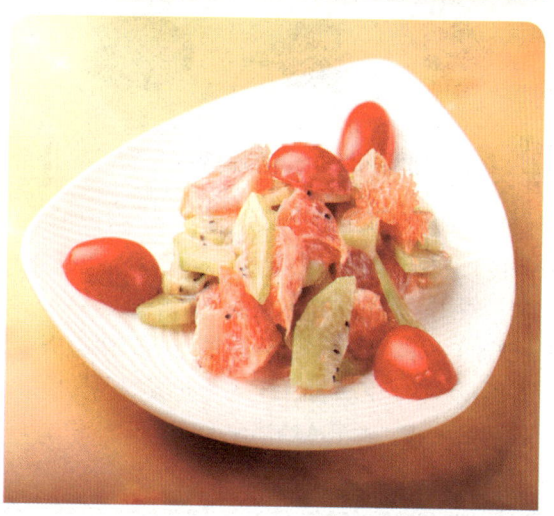

山楂

【每日适宜用量】 3~4个

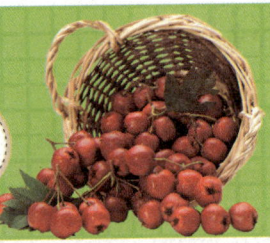

- 热量：95千卡
- 碳水化合物：22克
- 蛋白质：0.5克
- 脂肪：0.6克

降脂原理

山楂所含的三萜类及黄酮类等成分，具有显著的扩张血管及降压作用，可增强心肌收缩力、抗心律不齐、调节血脂及胆固醇含量。此外，山楂具有消食化积、理气散瘀、收敛止泻、杀菌等功效；山楂所含的大量维生素C和酸类物质，可促进胃液分泌，从而帮助消化。

应用指南

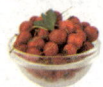 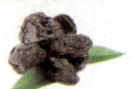 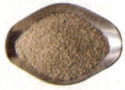    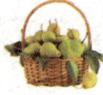 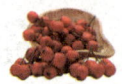

山楂　　酸梅　　麦芽　　　　苹果　　雪梨　　山楂

健脾消食、活血降压

材料： 山楂90克，酸梅45克，谷、麦芽各10克

做法： 将洗好的山楂切开，去核，切成小块，备用。砂锅中注入适量清水烧开，倒入洗好的谷芽、麦芽，加入酸梅、山楂块，烧开后用小火煮10分钟，至汤汁变成褐色。放入适量冰糖，煮至冰糖溶化即可。

扩张血管、降压降脂

材料： 苹果100克，雪梨90克，山楂80克

调料： 冰糖40克

做法： 将雪梨、苹果洗净切块；山楂洗净去除头尾，对半切开，去核，切成小块。锅中注水烧开，倒入切好的食材，搅拌匀，用大火煮沸，转小火煮约3分钟，至食材熟软。倒入冰糖拌匀，中火续煮至糖分溶化即成。

山楂菊花茶

材料： 鲜山楂90克，干菊花15克

做法

① 将洗净的山楂去除头尾，再去果核，果肉切块，备用。② 砂锅中注入适量清水烧开，倒入洗净的干菊花，放入山楂，搅拌匀。盖上盖，煮沸后用小火炖煮约10分钟，至食材析出营养物质。③ 转大火，略微搅拌片刻，关火后盛出煮好的菊花茶装入汤碗中，稍微冷却后饮用即可。

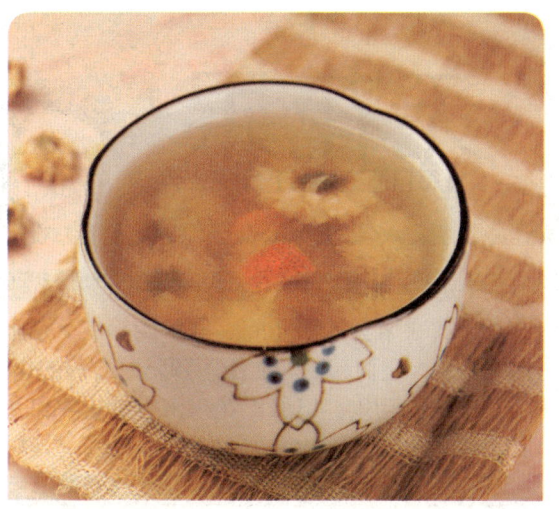

山楂决明子荷叶汤

材料： 新鲜山楂60克，决明子7克，荷叶5克

做法

① 将洗好的山楂去核。② 砂锅中注入适量清水烧开，放入洗净的决明子、荷叶，倒入切好的山楂，拌匀，用小火煮15分钟，至药材析出有效成分。③ 揭开盖，搅拌片刻。将煮好的茶水滤入杯中即可。

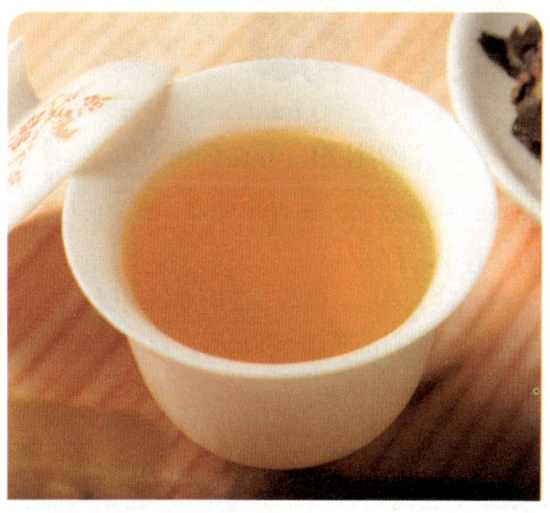

无花果

【每日适宜用量】 50克左右

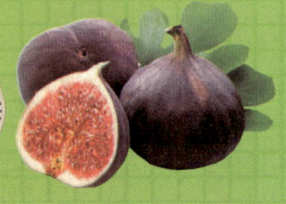

- 热量：59千卡
- 碳水化合物：16克
- 蛋白质：1.5克
- 脂肪：0.1克

降脂原理

无花果所含的脂肪酶、水解酶等有降低血脂和分解血脂的功能，可减少脂肪在血管内的沉积，进而起到降血压、预防冠心病的作用。无花果有健胃、润肠、利咽、防癌、滋阴、催乳的功效。口服无花果液，能提高细胞的活力，提高人体免疫功能，具有抗衰防老、减轻肿瘤患者化疗毒副作用的功效，可以杀死癌细胞，预防多种癌症的发生。

应用指南

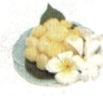 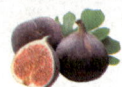 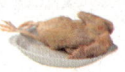 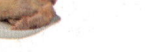 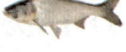 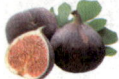 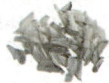

马蹄　　无花果　　乳鸽　　　　生鱼　　无花果　　海底椰

滋阴壮阳、养血降压

材料： 马蹄100克，无花果50克，乳鸽1只，红枣10克，姜5克

调料： 盐、鸡精、高汤、芝麻油各适量

做法： 将食材洗净，马蹄去皮；姜切片。将乳鸽氽水捞出。锅置于大火上，放入高汤、姜片、乳鸽等食材，大火炖开后转用小火煲约90分钟，加调料，淋入芝麻油即可。

凉血生津、降压降脂

材料： 生鱼1条，无花果10克，马蹄50克，海底椰10克

调料： 盐4克，鸡粉5克，食用油适量

做法： 将海底椰、无花果、马蹄洗净；生鱼宰杀洗净后切成小段。煎锅上火，油烧热，下生鱼段煎熟。下无花果、马蹄和海底椰，加适量清水炖40分钟，调入盐和鸡粉即可。

佛手瓜无花果瘦肉汤

材料：佛手瓜70克，瘦肉丁100克，无花果15克，水发黄花菜、水发木耳各适量

调料：盐2克

做法

① 将瘦肉丁汆水捞出。② 锅中注入适量的高汤烧开，倒入瘦肉丁、无花果、佛手瓜、黄花菜，搅拌片刻，倒入木耳，烧开后转中火煮2小时至食材熟软。③ 放入少许盐，搅拌调味盛出，装入碗中即可。

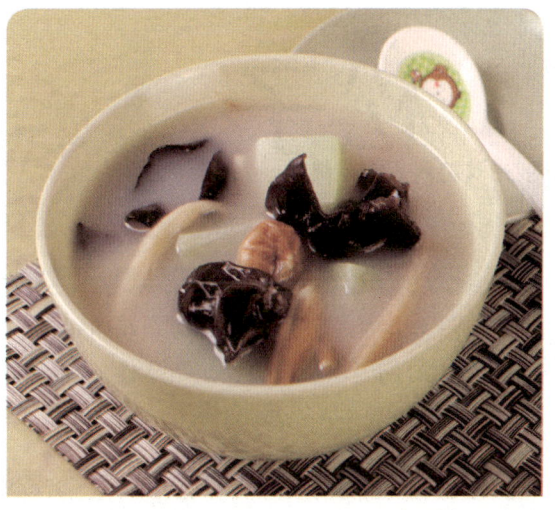

海底椰无花果猪骨汤

材料：猪骨段400克，雪梨100克，无花果50克，海底椰15克，姜片、葱花各少许

调料：盐、鸡粉各2克，料酒6毫升

做法

① 将雪梨洗净，去核，切块。② 锅中注水烧热，倒入猪骨段煮沸，捞出。③ 锅中注水烧开，放入无花果、海底椰、姜片、猪骨段、料酒，煮沸后用小火煮熟，倒雪梨块煮熟，加调料煮入味，撒葱花即成。

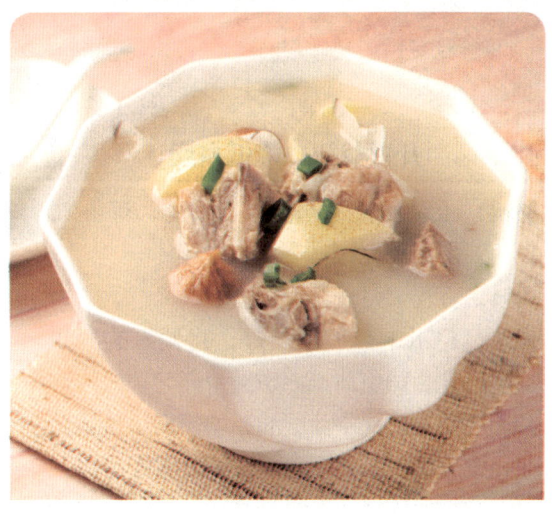

松子

【每日适宜用量】 25克

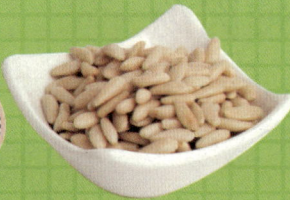

- 热量：698千卡
- 碳水化合物：12.2克
- 蛋白质：13.4克
- 脂肪：70.6克

降脂原理

松子仁中的脂肪成分是油酸、亚油酸等不饱和脂肪酸，具有防治动脉硬化的作用，有防止胆固醇增高以及预防高血脂及心血管疾病的功能。松子对大脑和神经都有补益作用，是学生和脑力劳动者的健脑佳品，可以预防老年痴呆症。

应用指南

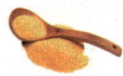 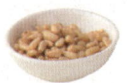 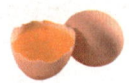

玉米粉　　　松仁　　　鸡蛋清

开胃益智、降低血脂

材料： 玉米粉100克，松仁50克，炼乳30克，鸡蛋清20克

调料： 淀粉10克，食用油适量

做法： 将玉米粉加水调好；将调好的玉米粉、炼乳、鸡蛋清、淀粉混合搅匀；松仁过油炸至微黄。锅中涂层油，均匀摊上玉米粉团，撒上松仁，煎至两面微黄盛出即可。

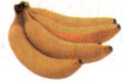 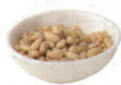

香蕉　　　松仁　　　低脂牛奶

通便补虚、降脂健脑

材料： 香蕉30克，松仁10克，低脂牛奶30克，糙米、糯米各50克，葱花少许

调料： 红糖6克

做法： 将糙米、糯米洗净浸泡1小时；香蕉去皮，切片；松仁洗净。锅置火上注水，放食材煮至米粒开花后，加香蕉、松仁同煮。加牛奶煮至粥成，加红糖入味，撒葱花即可。

松子仁粥

材料： 水发大米110克，松子35克
调料： 白糖4克
做法

① 砂锅中注入适量清水烧开，倒入洗净的大米，搅拌匀，加入备好的松子，拌匀。烧开后用小火煮30分钟至食材熟透。② 加入适量白糖，搅拌均匀，煮至白糖溶化。关火后盛出煮好的粥，装入碗中即可。

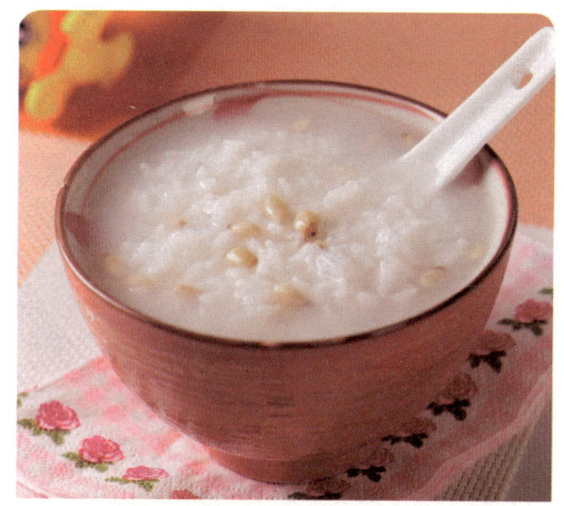

松子炒丝瓜

材料： 胡萝卜片50克，丝瓜90克，松仁12克，姜末、蒜末各少许
调料： 盐、鸡粉、水淀粉、食用油各适量
做法

① 将丝瓜洗净，去皮切块，锅中注水烧开，加入食用油、胡萝卜片、丝瓜焯水捞出。② 用油起锅，倒入姜末、蒜末、胡萝卜和丝瓜，拌炒片刻，加盐、鸡粉调味，倒入水淀粉，炒匀盛出，撒松仁即可。

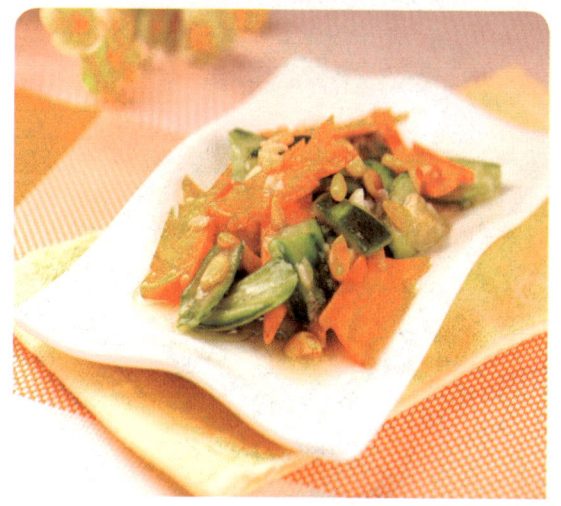

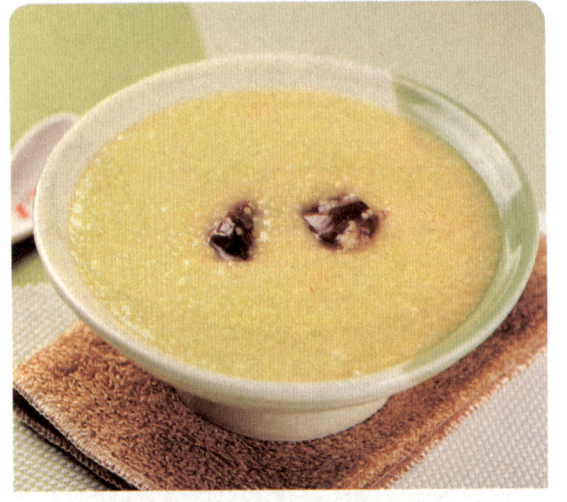

松子玉米粥

材料： 玉米碎100克，松子10克，红枣20克
调料： 盐2克

做法

① 砂锅中注入适量清水，用大火烧开，放入洗好的红枣。转中火，将玉米碎倒入锅中，搅拌匀，盖上锅盖，烧开后用小火煮30分钟。揭开锅盖，放入松子续煮10分钟至食材熟透。② 放入盐拌匀调味，起锅，将做好的松子玉米粥装入碗中即成。

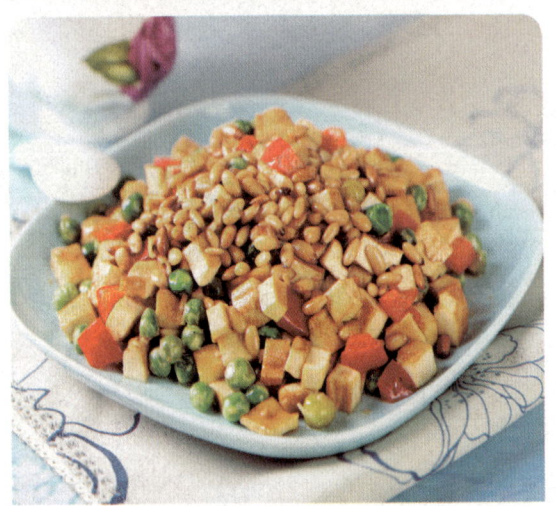

松子豌豆炒干丁

材料： 香干300克，彩椒20克，松仁15克，豌豆120克，蒜末少许
调料： 盐3克，鸡粉2克，料酒4毫升，生抽3毫升，水淀粉、食用油各适量

做法

① 将香干、彩椒洗净，切块。② 将豌豆、香干、彩椒焯水捞出；松仁炸至金黄色捞出。③ 锅底留油烧热，倒入蒜末、食材、调料，炒匀盛出，点缀上松仁即可。

part 3 五类高脂血症并发症的饮食方案

高脂血症常常并发肥胖、肾病、糖尿病、高血压病、冠心病等疾病。所以在饮食调理上，不仅要遵从高脂血症患者的饮食原则，还要兼顾其合并疾病的饮食原则。

各类高脂血症患者所侧重的营养不同，所以应该选择合适的食材，巧妙地搭配，从而对症调理。此外，不同并发症的高脂血症患者日常生活的调理同样要引起重视。

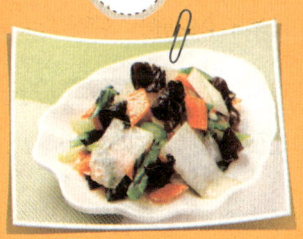
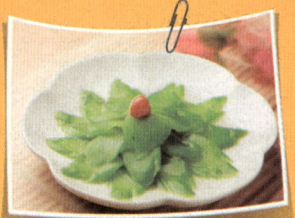
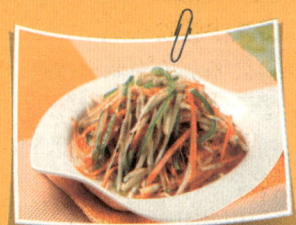

高脂血症并发肥胖

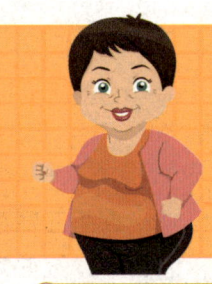

病症简介

高脂血症与肥胖有一定的因果关系,体重超重是导致高脂血症的一个危险因素,而高脂血症患者体内的血脂超过正常水平,过多的脂肪在血液中沉积,使脂肪供大于求就会产生肥胖。合并肥胖症的高血脂患者在饮食上更应该注意选取合理的膳食,以调养身体。

生活调理

高脂血症合并肥胖者需要锻炼,有助于将多余的脂肪消耗掉,但要持之以恒,不能半途而废。具体的运动量要因人而异,超大量运动后一下子停下来再不运动则更容易胖。因此,只要能把每日的多余热量消耗掉即可,还要保持轻松愉快的心情,这样效果事半功倍。

饮食建议

①减少膳食总热量,限制高热量食物的摄入,防止营养过剩;限制摄入富含脂肪、胆固醇的食物,选用低脂食物。

②要注意碳水化合物、脂肪、蛋白质、维生素、矿物质、纤维素、水分及嗜好品的摄入量和方法,使摄取的能量控制在1200~1600千卡。此外,还应当尽量避免食用糕点、清凉饮料等。

③不吃油炸、油腻的食物,多吃水果与蔬菜,少吃米面等主食。烹调食物时要减少用油量,尤其是动物性油要尽量少用,用餐顺序是先吃蔬菜,再吃蔬菜加主食。

④宜清淡饮食,减少食物中钠盐的摄入,每日不多于6克盐;少量饮酒或不饮酒。

西芹黄花菜炒肉丝

材料：西芹80克，水发黄花菜80克，彩椒60克，瘦肉200克，蒜末、葱段各少许

调料：盐3克，生抽5毫升，食用油适量

做法

① 将黄花菜切去花蒂；彩椒、瘦肉、西芹切丝。② 将肉丝装碗，加调味料，腌渍入味。③ 锅中注油烧热，放入蒜末爆香，倒入肉丝、西芹、黄花菜、彩椒炒匀，加入调味料翻炒片刻，放入葱段，炒至断生即可。

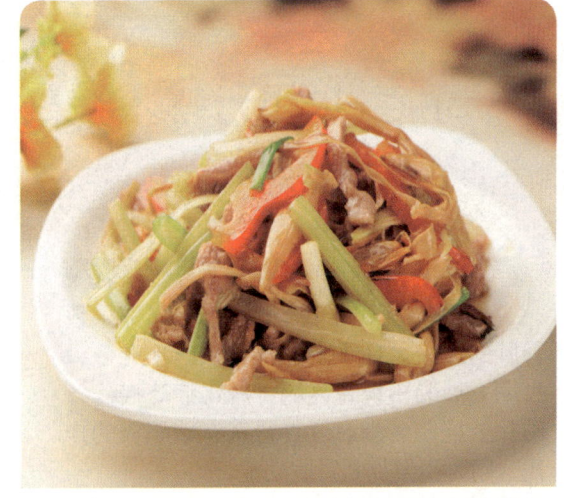

蜜汁苦瓜

材料：苦瓜130克，蜂蜜40毫升

调料：凉拌醋适量

做法

① 将洗净的苦瓜去瓤，切片；锅中注入适量清水烧开，倒入苦瓜，煮约1分钟至食材熟软后捞出，沥干。② 将焯煮好的苦瓜装入碗中，倒入备好的蜂蜜，再淋入适量凉拌醋。搅拌一会儿，至食材入味。取一个干净的盘子，盛出拌好的苦瓜即成。

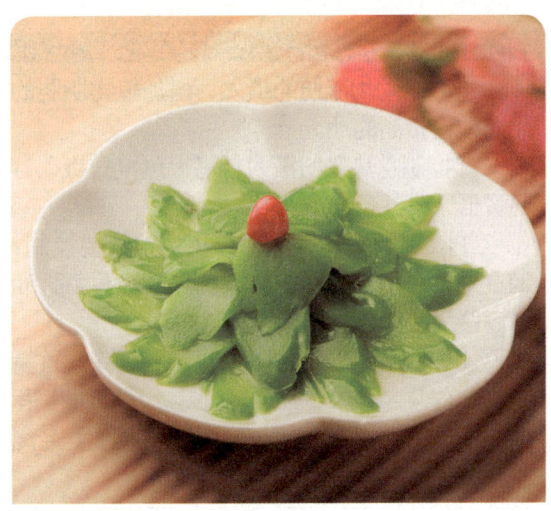

高脂血症并发肾病

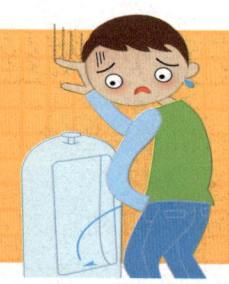

病症简介

当血脂沉积于肾动脉壁时,易导致肾脏的血液循环受阻,营养供给不充分,长期发展易出现肾衰竭、尿毒症等疾病。因此,控制血脂对改善肾病有着积极的作用,同时也要加强肾脏功能。

生活调理

患者应多进行些有益身心的锻炼,例如散步、打太极拳、练气功等。对于锻炼的时间也应该有所选择,多以早晨及傍晚为宜。饮食以清淡为主,严格执行饮食规则,切不可多食,以免增加肾脏负担。

饮食建议

①减少动物脂肪的摄入,增加植物脂肪的摄取,日常饮食多用植物油,最好选用中链脂肪酸含量高的油。

②控制总热量的摄入,每天热量的摄入量控制在1200~1600千卡,保证每天摄入的总热量低于消耗量。

③限制脂肪、碳水化合物,尤其要控制饱和脂肪酸、单糖和双糖的摄入,忌食或控制食用各种糖果、甜饮料、糕点、炸薯条、油条等油炸食品,以及花生、核桃、松子、芝麻、腰果等坚果。

④多吃蔬菜和水果,如萝卜、豆芽、竹笋、冬瓜、黄瓜、西红柿、白菜、圆白菜、胡萝卜、芹菜、苹果、梨、葡萄等,保证维生素、矿物质和膳食纤维的摄入量。

⑤大米、馒头、面包、面条等米面类主食应控制用量,多吃糙米、薏米等粗粮。

红豆南瓜粥

材料：水发红豆85克，水发大米100克，南瓜120克

做法

① 将洗净去皮的南瓜切丁，备用。② 砂锅中注入适量清水烧开，倒入洗净的大米，加入洗好的红豆，用小火煮30分钟，至食材软烂。③ 倒入南瓜丁，搅拌匀，用小火续煮5分钟，至全部食材熟透即可。

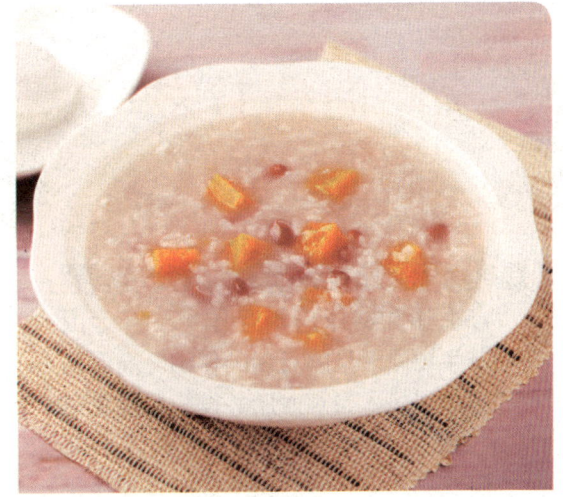

芥蓝炒冬瓜

材料：芥蓝80克，冬瓜100克，胡萝卜40克，水发木耳35克，姜片、蒜末各少许
调料：盐4克，鸡粉2克，食用油适量

做法

① 将胡萝卜、冬瓜洗净去皮切片；木耳切块；芥蓝切段。② 锅中注水烧开，放入胡萝卜、木耳、芥蓝、冬瓜，煮至断生，捞出。③ 用油起锅，放入姜片、蒜末爆香；倒入食材翻炒，放入调味料炒入味即可。

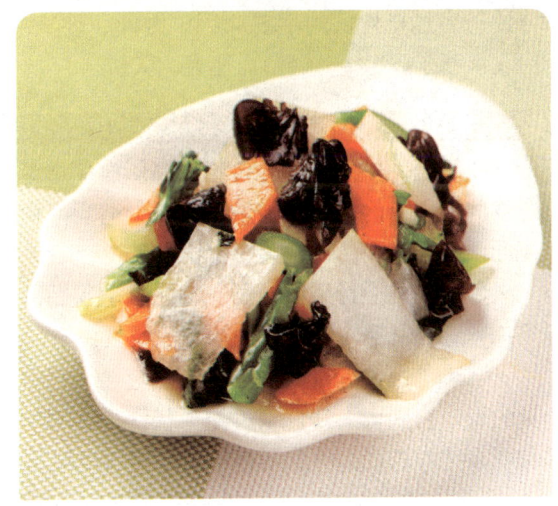

高脂血症并发糖尿病

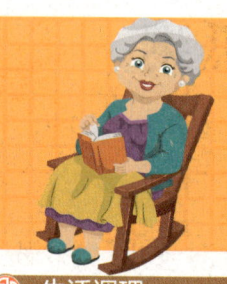

病症简介

高血脂和糖尿病相互作用、互为因果，其主要原因是胰岛素的作用。高血脂可加重糖尿病，当高血脂并发糖尿病时更容易导致脑卒中、冠心病、肢体末节坏死、眼底病变等，这些糖尿病的并发症是导致患者过早死亡的主要原因。因此，要想改善糖尿病症状，调节血脂尤为关键。

生活调理

高脂血症并发糖尿病患者要加强体育锻炼，一方面提高机体的抵抗力，同时培养自己的自控能力。平时要与人多交往，参加有益的活动，丰富多彩的生活会使人心情舒畅、精神愉快，解除对疾病的紧张与烦恼，有利于血糖的控制。

饮食建议

①适当的供给碳水化合物：高脂血症患者并发糖尿病时，并不是要绝对地禁止碳水化合物的摄入，而是要适当地控制，可适当地食用乳制品、豆类、蔬菜、水果、燕麦片、荞麦面、玉米渣等食物，该类食物不仅含有一定的碳水化合物，还能降低血糖。

②适当补充优质蛋白质：糖尿病出现后往往会伴随肾病，食用高蛋白质食物后反而会增加肾脏的负担。应当适当补充优质蛋白质，可食用乳制品、蛋、肉禽、豆类等。

③增加膳食纤维的摄入：有调查显示膳食纤维能够降低空腹血糖、餐后血糖以及改善糖耐量。有人认为其机制可能与膳食纤维的吸水性相关，因此主张糖尿病患者饮食中要增加膳食纤维的量，可食用蔬菜、麦麸等粗粮及豆类等。

薏米山药饭

材料：水发大米160克，水发薏米100克，山药160克

做法

① 将洗净去皮的山药切片，再切成条，改切成丁，备用。② 砂锅中注入适量清水烧开，倒入洗好的大米、薏米，放入切好的山药，拌匀。盖上锅盖，煮开后用小火煮30分钟至食材熟透。关火后揭开锅盖，盛出煮好的粥，装入碗中即可。

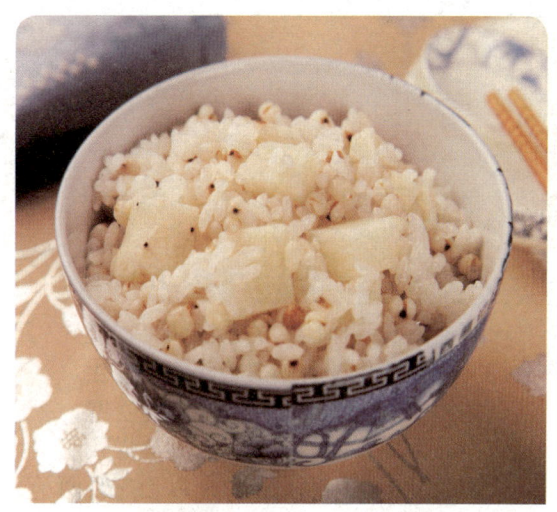

白菜粉丝牡蛎汤

材料：水发粉丝50克，牡蛎肉60克，白菜段80克，葱花、姜丝各少许

调料：盐2克，料酒、鸡粉、食用油各适量

做法

① 锅中注水烧开，倒入白菜、牡蛎肉，加入姜丝、油、料酒，搅匀提鲜，烧开后煮3分钟。② 加入鸡粉、盐，搅拌使食材入味；往锅中加入粉丝，煮至粉丝熟透；将煮好的汤料装入碗中，撒上葱花即可。

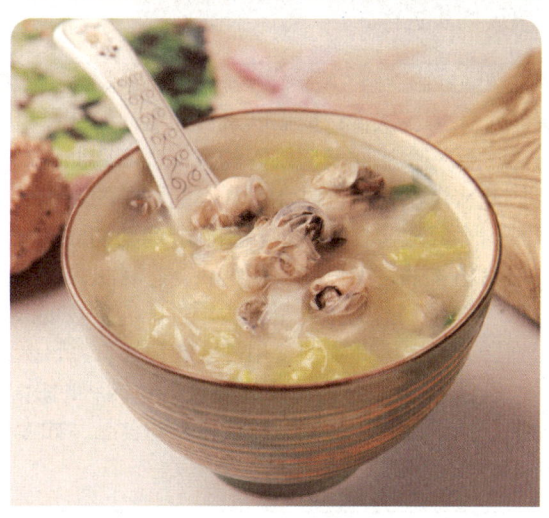

高脂血症并发高血压

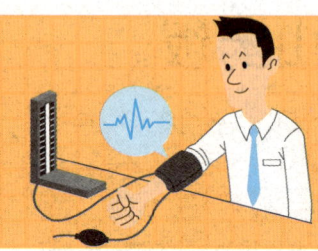

病症简介

高血脂和高血压的关系密切，均能导致动脉粥样硬化及心脑血管疾病的发生。长期的高血脂能形成血栓，阻塞血管壁，导致血压升高，而长期高血压则会导致脂质代谢紊乱，出现高血脂，所以治疗时两者要同步进行。

生活调理

学会自我检测血压，养成良好的生活方式：合理膳食、戒烟戒酒、适量运动、心情舒畅。服饰穿着要宽松。进餐时要专心，细嚼慢咽；不要用菜汁泡饭吃；不要吃剩饭，饭后立即刷牙漱口。

饮食建议

①清淡饮食：提倡以素食为主，如选择粗粮、杂粮、蔬菜、水果、豆制品等。

②减少脂肪及胆固醇的摄入：高脂肪、高胆固醇是导致高血脂及高血压高发的因素，因此应严格控制含高脂肪和高胆固醇的食物的摄入，如少食肥肉、动物内脏、蛋黄、奶油等，尤其应少食富含饱和脂肪酸的动物油和油炸食品，如牛油、羊油、猪油、油饼等。应多食植物油，如豆油、花生油、芝麻油、菜籽油等。

③控制盐的摄入量：食用过咸的食物易改变细胞内外渗透压，使血容量增加，从而使血压升高。因此不要食用过咸的食物，每日摄入量不得超过6克。

④适当补充钙：研究发现人体内钙的摄入不足或吸收减少也是引起高血压的原因之一。所以要食用一些含钙量较高的食品，如大豆及豆制品，鱼、虾、蟹、紫菜等。

桑叶菊花茶

材料：桑叶6克，菊花6克

做法

① 砂锅中注入适量清水烧开，放入备好的桑叶、菊花。盖上盖，用小火煮20分钟至其析出有效成分。② 关火后将煮好的药茶盛出，装入碗中。静置片刻，待凉后饮用。

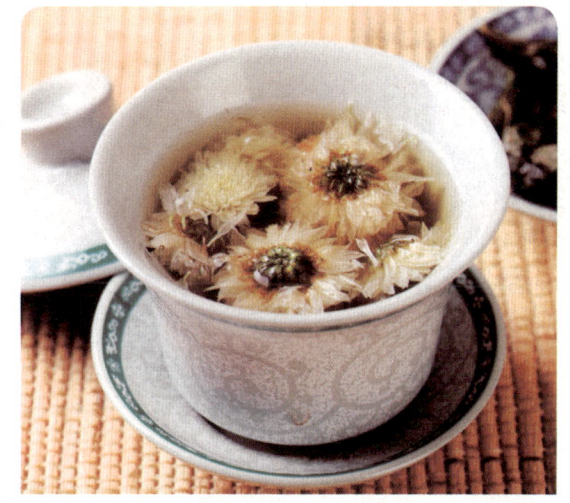

罗布麻山楂粥

材料：罗布麻6克，干山楂30克，水发大米170克

调料：冰糖25克

做法

① 砂锅中注水烧开，放入洗净的罗布麻，拌匀，用小火煮15分钟，至其完全析出有效成分，将药渣捞干净。② 倒入大米、山楂，用小火煮至食材熟透；放入冰糖，煮至冰糖完全溶化即可食用。

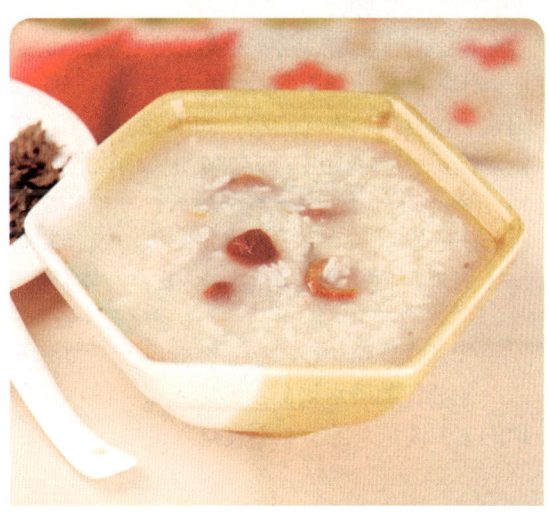

高脂血症并发冠心病

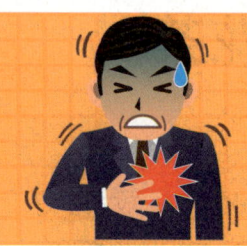

病症简介

高脂血症患者,其冠心病的发病率极高,这是因为高血脂易形成脂质斑块,若沉积于血管壁堵塞冠状动脉,易导致心肌缺血,从而发生冠心病,两者属于因果关系。

生活调理

作息有规律,保证充足的睡眠,最好7~8个小时,宜早睡早起。居住环境要安静,温度适中。晚餐不宜饮茶及咖啡,睡前不宜看刺激性强的电视剧和小说,晨起后宜静卧数分钟再起床。

饮食建议

①控制脂肪和胆固醇的摄入量:高脂肪和高胆固醇饮食是造成高血脂、冠心病的高危因素。少食用动物性脂肪,如牛油、羊油、猪油、奶油等。少食胆固醇含量高的食物,特别是蛋黄、动物内脏(动物肾脏、动物肝脏等)、动物脑等。

②增加不饱和脂肪酸的摄入:不饱和脂肪酸的摄入能降低血清胆固醇,预防高血脂、冠心病的发生。海鱼里含大量高级不饱和脂肪酸,所以冠心病患者可以适当地食用海鱼产品。另外,植物油也包含比较多的人体必需的不饱和脂肪酸,如可食用芝麻油、玉米油等。

③常吃杂粮和豆制品,少食甜食:如选择小米、燕麦、荞麦、豆类等粗粮。

④要控制碳水化合物的摄入量:碳水化合物主要为人体提供能量,也是心脏和大脑活动的主要能量来源。但不宜摄入过多,因为易转化为脂肪,增加体重,对缓解病情不利。

冬瓜烧香菇

材料： 冬瓜200克，鲜香菇45克，姜片、蒜末各少许

调料： 盐2克，鸡粉2克，食用油适量

做法

① 将洗好的冬瓜切丁；洗净的香菇切块。② 锅中注水烧开，倒入冬瓜、香菇，煮约1分钟，捞出。③ 炒锅注油烧热，放入姜片、蒜末爆香，倒入食材，快速翻炒均匀，加入调味料，炒至熟透、入味即可。

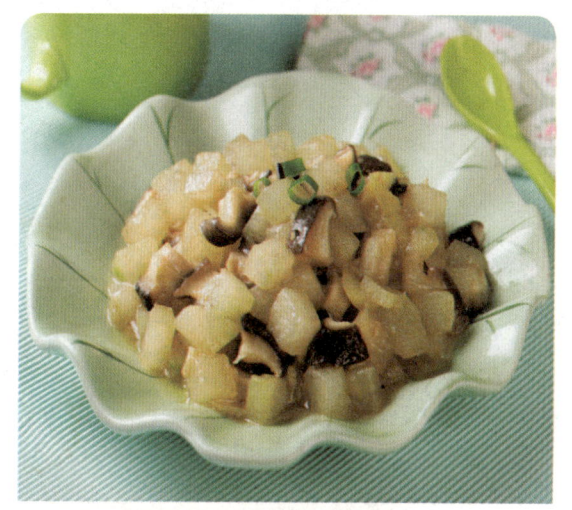

猴头菇山楂瘦肉汤

材料： 水发猴头菇80克，山楂80克，猪瘦肉150克，葱花少许

调料： 料酒8毫升，盐2克，鸡粉2克

做法

① 将猴头菇切块；洗净的猪瘦肉切丁；洗好的山楂去核，切块。② 砂锅中注水烧开，放入瘦肉丁、猴头菇、山楂，淋入料酒，烧开后小火煮30分钟至熟。③ 加入盐、鸡粉，用勺拌匀调味，撒上葱花即可。

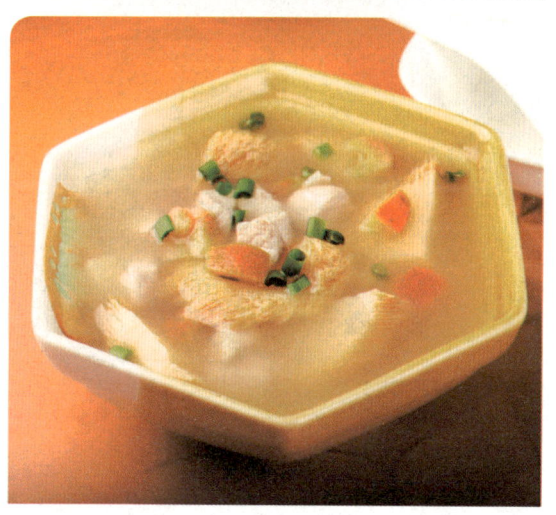

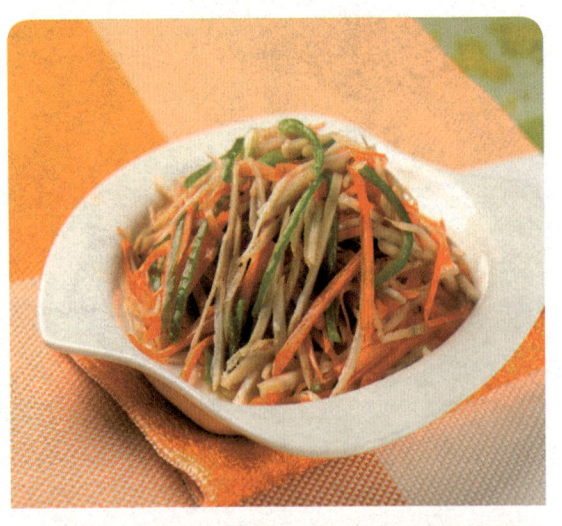

牛蒡三丝

材料： 牛蒡100克，胡萝卜120克，青椒45克，蒜末少许

调料： 盐3克，鸡粉2克，食用油适量

做法

① 将胡萝卜、牛蒡、青椒洗净切丝。② 锅中注水烧开，放入胡萝卜丝、牛蒡丝，煮1分30秒，捞出。③ 用油起锅，放入蒜末爆香，倒入青椒丝，再放入焯煮过的食材，炒匀，加入调味料炒入味即成。

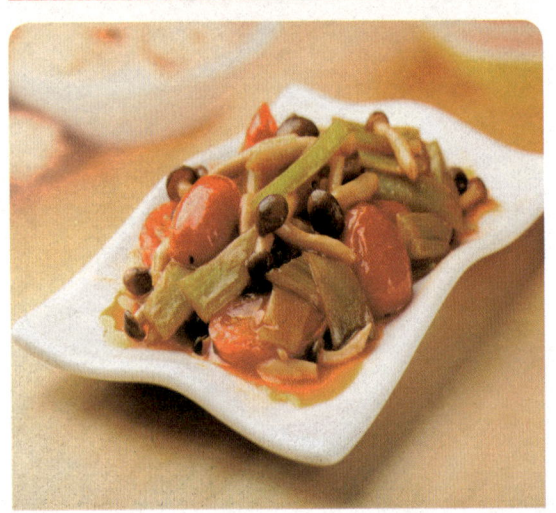

茄汁莴笋

材料： 莴笋200克，圣女果180克，蟹味菇120克

调料： 番茄酱20克，盐、白糖、食用油各适量

做法

① 将圣女果洗净，切开；莴笋切薄片；蟹味菇切去根部。② 锅中注水烧开，放入蟹味菇、莴笋，煮至断生后捞出。③ 用油起锅，放入圣女果炒出汁水；再倒入蟹味菇和莴笋片炒匀，加入调味料炒至熟即成。

part 4 不妨试试降脂茶,调理高脂血症

中医中药是祖国医学中的一座宝库,如果说食疗是宝库中的一顶皇冠,茶疗就是这顶皇冠上那颗最耀眼的明珠。茶疗将药与茶完美结合,常饮能祛顽疾、强体魄、安心神、润喉肠、降脂减肥、益寿延年。

很多中药材都具有降脂减肥的功效,对降低血脂,预防高脂血症有积极意义。本章推荐了15道调理高脂血症的茶饮,希望有助于读者降低血脂,恢复身体健康。

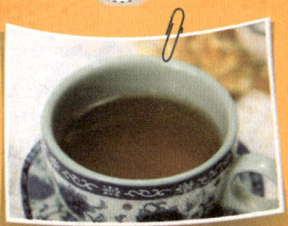
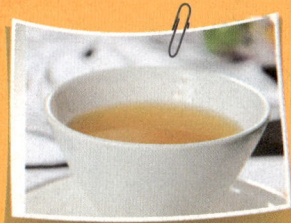
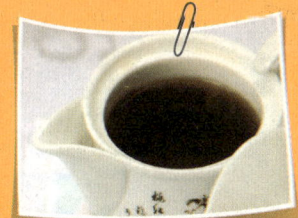

绞股蓝枸杞茶

材料 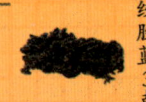 绞股蓝3克 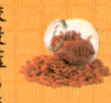 枸杞10克  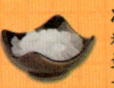 冰糖适量

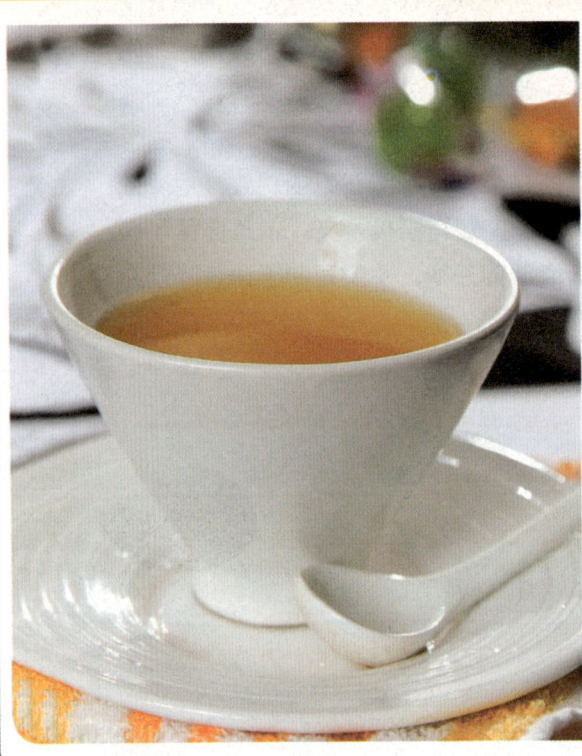

做法

① 锅中注入适量清水烧开,倒入冰糖,放入绞股蓝,搅拌匀。
② 加入枸杞,继续搅拌片刻,煮至冰糖溶化,再略煮片刻,至药材析出有效成分。
③ 将煮好的茶水盛出,装入碗中即可饮用。

功效

本品具有益气养血、滋养肝肾、降低血脂的功效,可用于肝肾亏虚的高脂血症患者以及贫血患者。

灵芝玉竹麦冬茶

材料 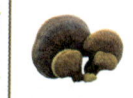灵芝5克 玉竹3克 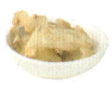麦冬6克

做法
① 将灵芝、玉竹、麦冬洗净。
② 放入壶中,加适量的水煮沸。
③ 去渣后即可饮用。

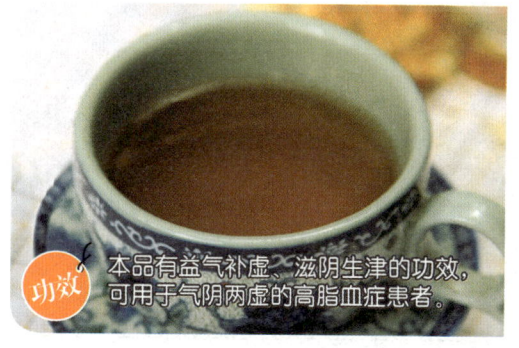

功效 本品有益气补虚、滋阴生津的功效,可用于气阴两虚的高脂血症患者。

菊花决明子饮

材料 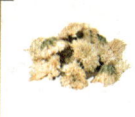 菊花5克 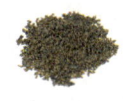决明子6克

做法
① 将决明子洗净,打碎;菊花洗净。
② 将菊花和决明子一同放入锅中,煎水。
③ 过滤,取汁饮用即可。

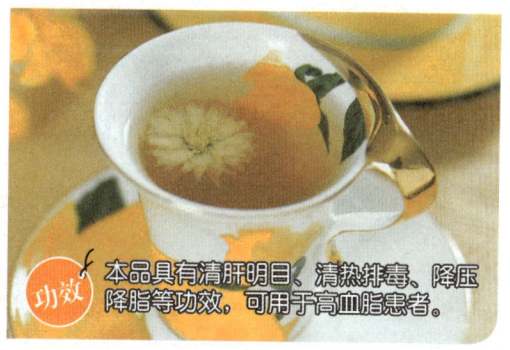

功效 本品具有清肝明目、清热排毒、降压降脂等功效,可用于高血脂患者。

罗汉果胖大海茶

材料：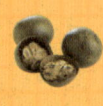 罗汉果5克　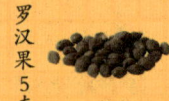 胖大海10克　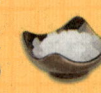 冰糖10克

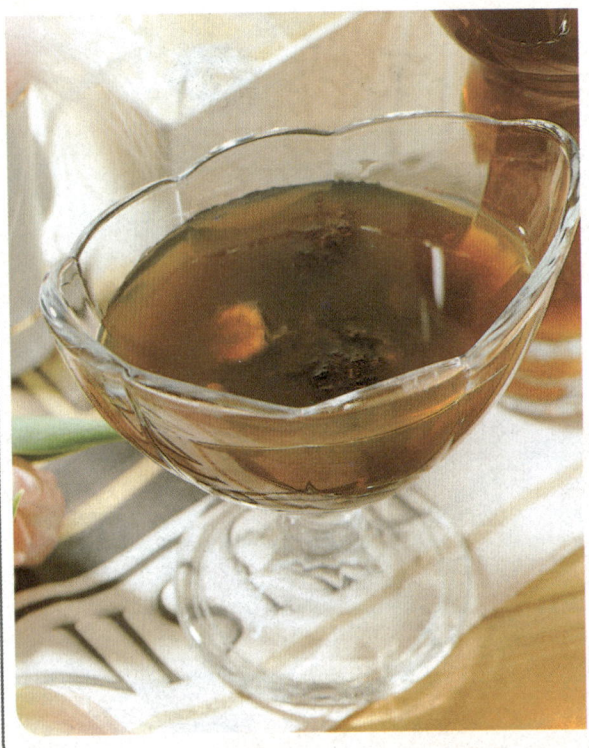

做法

① 将罗汉果洗净后，拍碎。

② 将胖大海洗净后，与罗汉果一起放入1 500毫升水中，煮沸后用小火再煮20分钟。

③ 滤渣取汁，加入适量冰糖，搅拌使冰糖溶化即可。

功效

本品具有清热利咽、降脂的功效，可用于体内热盛引起的口干咽燥、咽喉肿痛以及高脂血症、肥胖症。

牛蒡子清热祛脂茶

材料 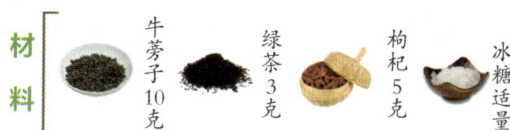 牛蒡子10克　绿茶3克　枸杞5克　冰糖适量

做法
① 将枸杞、牛蒡子洗净后一起放入锅中；绿茶加水泡开。
② 加500毫升水用小火煮至沸腾，倒入杯中后，再加入冰糖、绿茶汁搅匀即可饮用。

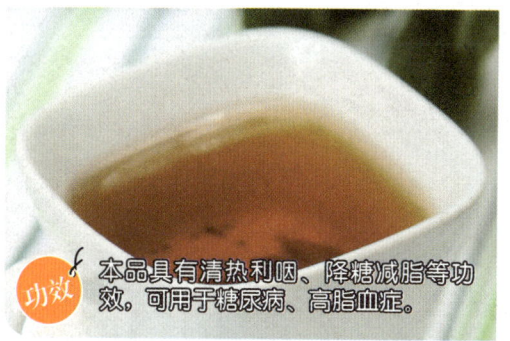

功效 本品具有清热利咽、降糖减脂等功效，可用于糖尿病、高脂血症。

山楂绿茶饮

材料 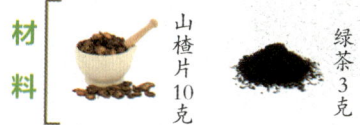 山楂片10克　绿茶3克

做法
① 将山楂片、绿茶洗净。
② 将绿茶、山楂片入锅，加适量水煮沸。
③ 滤渣后即可饮用。

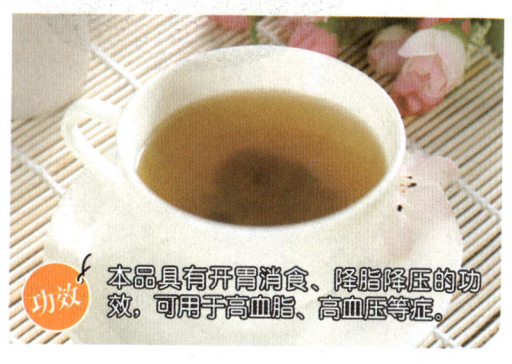

功效 本品具有开胃消食、降脂降压的功效，可用于高血脂、高血压等症。

何首乌山楂茶

材料：何首乌5克、山楂10克、茶叶3克

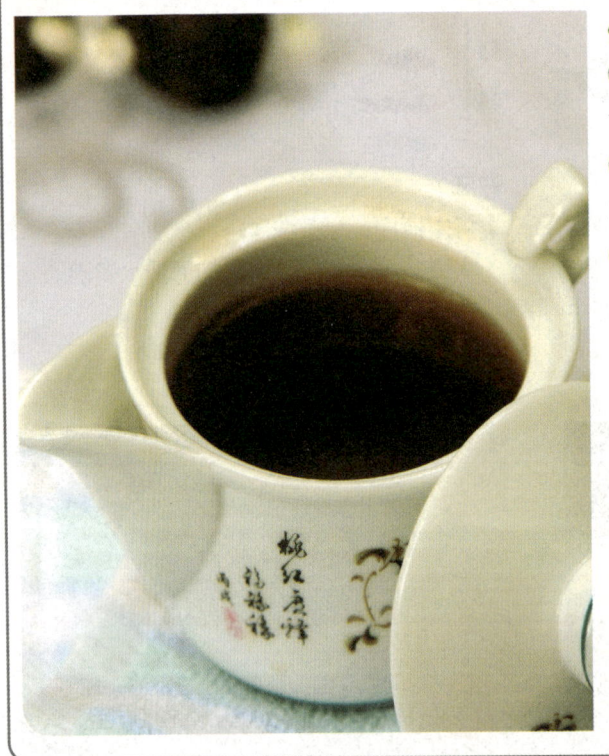

做法

① 将山楂、何首乌、茶叶分别洗净、切碎。

② 山楂、何首乌一同入锅，加适量水，浸泡2小时。

③ 再煎煮半小时，然后去渣取汁冲泡茶叶饮用。

功效

本品有补肾滋阴、行气消食、降脂减肥之效，适用于肝肾亏损而导致的高脂血症、头发早白、脱发等。

丹参减肥茶

材料：丹参5克、陈皮3克、赤芍3克、何首乌6克

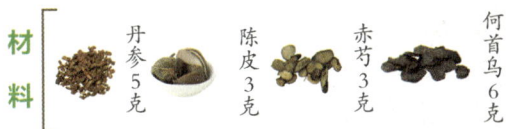

做法
① 将丹参、陈皮、赤芍、何首乌洗净后用消毒纱布包起来。
② 再将做好的药包放入装有500毫升开水的茶杯内，盖好茶杯，约5分钟后即可饮用。

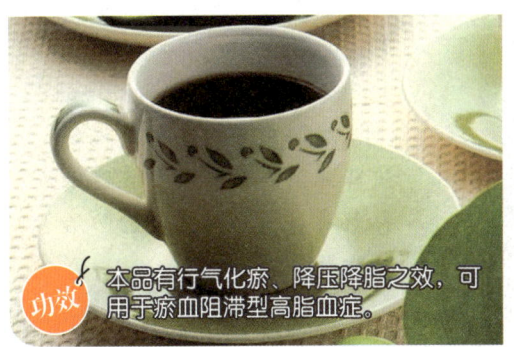

功效：本品有行气化瘀、降压降脂之效，可用于瘀血阻滞型高脂血症。

田七瘦身茶

材料：田七10克

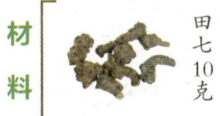

做法
① 将田七洗净敲碎后放入锅中。
② 加500毫升水用中火煮约15分钟至沸腾，将田七茶盛出，倒入杯中即可。

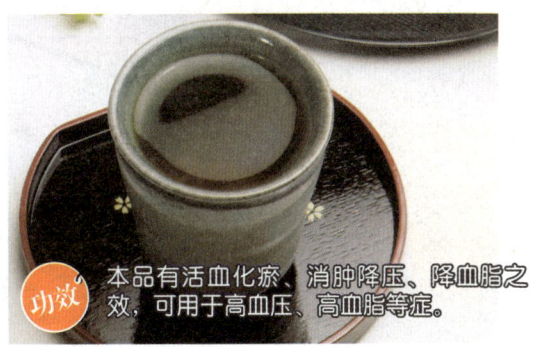

功效：本品有活血化瘀、消肿降压、降血脂之效，可用于高血压、高血脂等症。

菊花山楂茶

材料: 绿茶3克 　菊花3克 　山楂片10克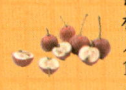

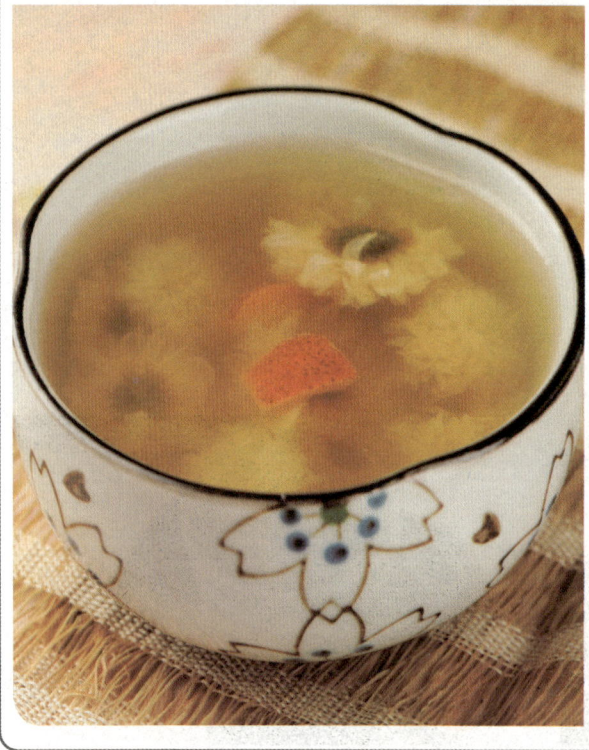

做法

① 将绿茶、菊花、山楂片分别用清水稍作冲洗。

② 将菊花和山楂片放入锅中，加入适量清水，煎取浓汁。

③ 将绿茶倒入杯中，加入药汁冲泡片刻即可饮用。

功效

本品中的菊花和山楂都有降压消脂的功效，且能清热解毒、活血化瘀，能防治高脂血症。

柴胡大黄茶

材料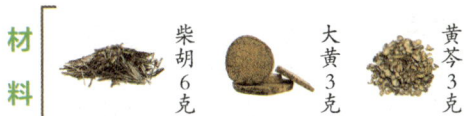
柴胡6克　大黄3克　黄芩3克

做法
① 将柴胡、大黄、黄芩用清水冲洗干净。
② 将柴胡、大黄、黄芩放入砂锅中，加适量清水没过药材，煮沸后转小火煎煮20分钟。
③ 滤取药汁，倒入杯中即可饮用。

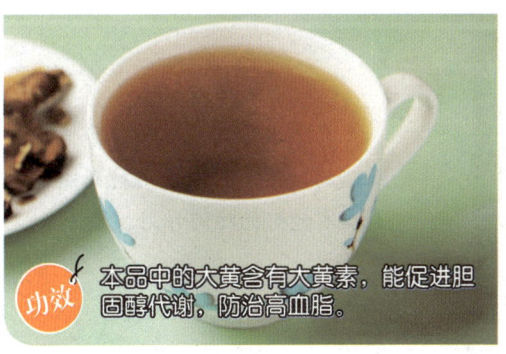

功效 本品中的大黄含有大黄素，能促进胆固醇代谢，防治高血脂。

灵芝茶

材料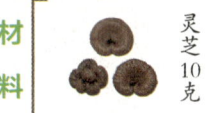
灵芝10克

做法
① 将灵芝用清水冲洗干净。
② 将灵芝放入砂锅中，加适量清水，煮沸后转小火煎煮20分钟。
③ 滤取药汁，倒入杯中即可饮用。

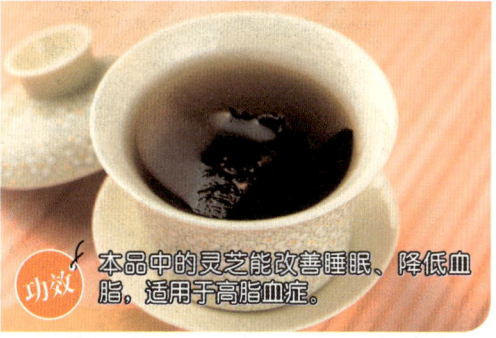

功效 本品中的灵芝能改善睡眠、降低血脂，适用于高脂血症。

红花茶

材料：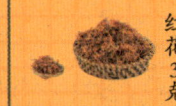 红花3克　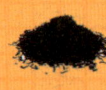 绿茶5克

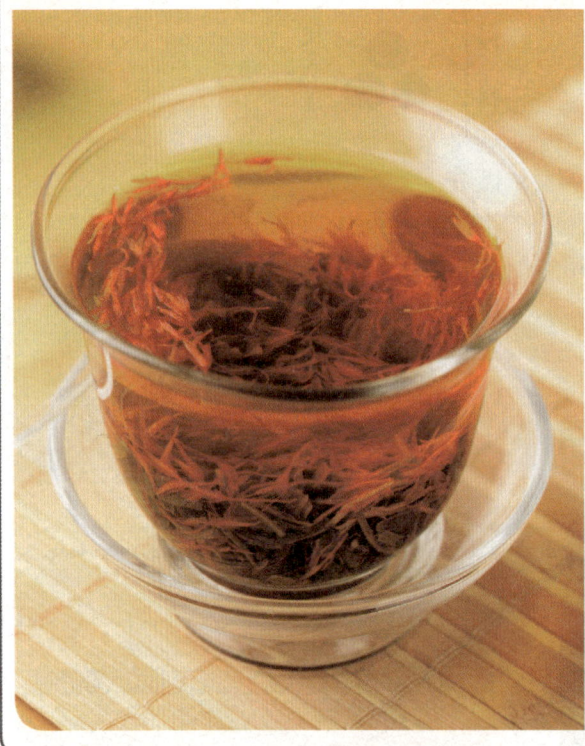

做法

① 将红花洗净，放入一个干净的砂锅，加入适量的清水，煮沸后转小火煎煮15~20分钟。

② 将绿茶放入茶杯，将锅内药汁倒入杯中，3~5分钟即可饮用。

功效

红花具有活血化瘀、降低血脂的功效，长期饮用对高脂血症有较好的防治作用。

黄精首乌桑寄生茶

材料

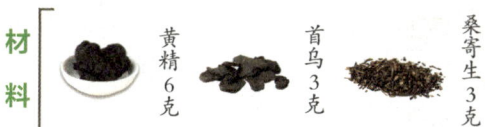

黄精6克　首乌3克　桑寄生3克

做法

① 将制黄精、制首乌、桑寄生分别用清水冲洗干净后放入砂锅中，加适量清水，煮沸后转小火煎煮20分钟。

② 滤取药汁，倒入杯中即可饮用。

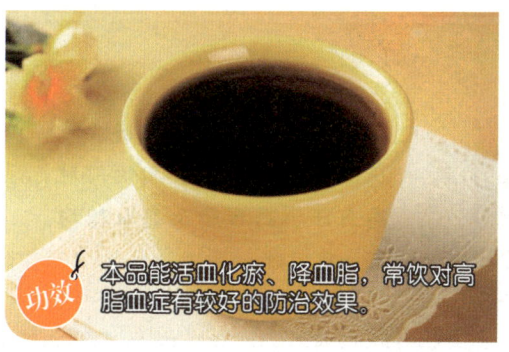

功效 本品能活血化瘀、降血脂，常饮对高脂血症有较好的防治效果。

杜仲银杏叶茶

材料

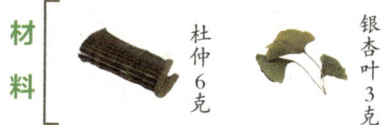

杜仲6克　银杏叶3克

做法

① 将杜仲、银杏叶分别用清水冲洗干净。

② 将杜仲、银杏叶放入砂锅中，加适量清水，煮沸后转小火煎煮20分钟。

③ 滤取药汁，倒入杯中即可饮用。

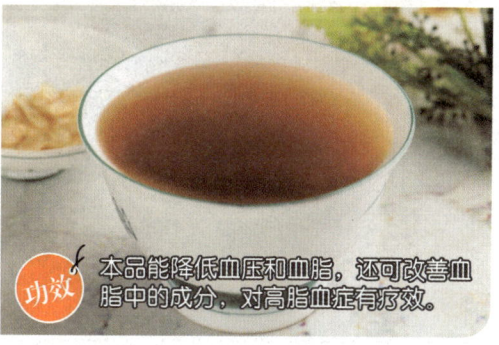

功效 本品能降低血压和血脂，还可改善血脂中的成分，对高脂血症有疗效。

丹参山楂三七茶

材料  三七6克 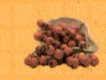 山楂10克 丹参7克

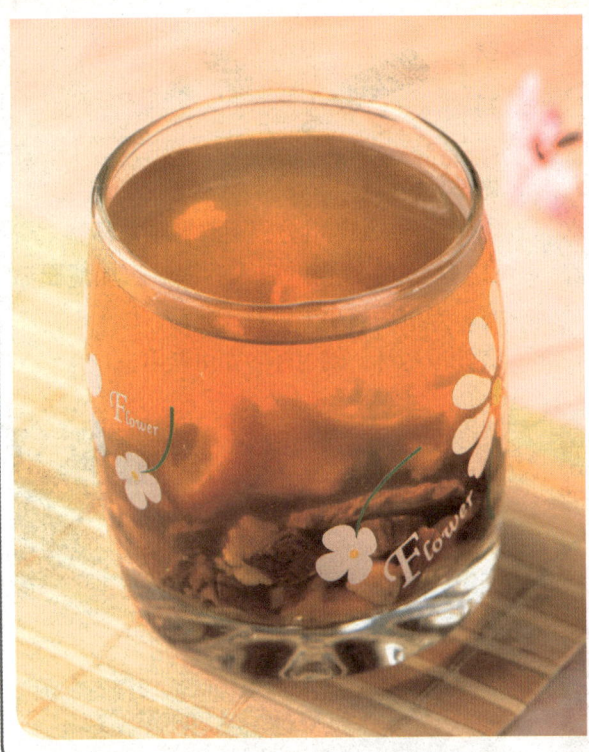

做法

① 将丹参、山楂、三七分别用清水冲洗净。

② 将丹参、山楂、三七放入砂锅中，加适量清水，煮沸后转小火煎煮20分钟。

③ 滤取药汁，倒入杯中即可饮用。

功效

本品具有活血化瘀、降压降脂的功效，长期饮用对高血压、高血脂及高血糖均有一定疗效。

part 5 高脂血症的家庭按摩法

按摩是中医养生保健方法之一,依据祖国医学中的经络学说为理论基础。经络贯通于人体的内外上下、脏腑、四肢,是气血运行的途径,也是津液输布的网络。一旦经络瘀阻、气血不畅、阴阳失调,就会发生疾病。按摩通过刺激穴位、经络,以调和气血,平衡阴阳,就可起到调整机体、医治疾病、增强体质的作用。

本章向读者介绍了10个用于辅助治疗高脂血症的特效穴位,按摩方法直观易学,供高脂血症患者选择。

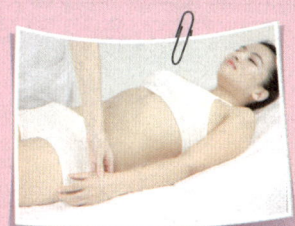
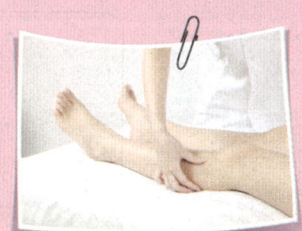
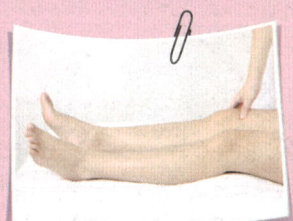

按摩太溪穴

注解
太，大；溪，溪流。此穴的意思是指肾经水液在此形成较大的溪水，所以名"太溪"。

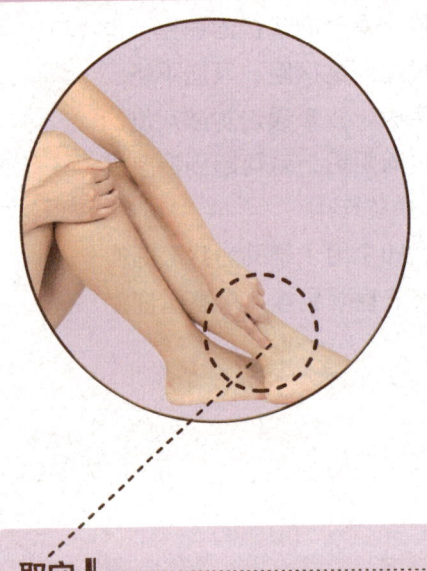

操作
将拇指和食指指腹相对成钳形，捏住足后跟两边的凹陷处，拇指指腹做旋转运动或点按该处2分钟。对侧的太溪穴可以同时操作。每天按摩3次。

功效
太溪穴是聚集肾元气的地方，古人称其为"回阳九穴之一"，具有补肾壮阳、滋肾阴的功效。主治头痛目眩、遗精、阳痿等病症。

取穴
位于足内侧，内踝后方，在内踝尖与跟腱之间的凹陷处。

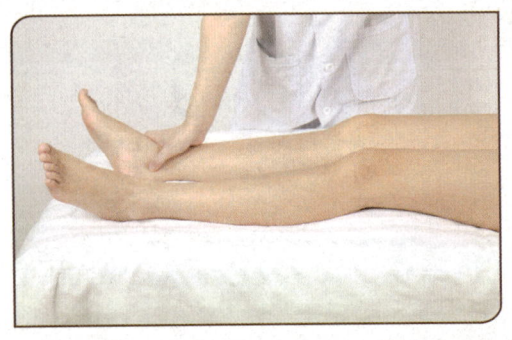

按摩合谷穴

注解

合,聚;谷,两山之间的空隙。大肠经气血会聚于此并形成强盛的水湿风气场,故称合谷穴。

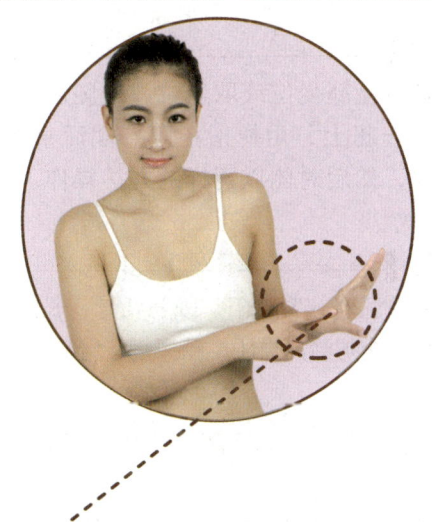

操作

将拇指与食指相对成钳形,拇指在上、食指在下捏住虎口,用拇指指腹点按或做旋转运动于此处2分钟,对侧以同样的方法操作2分钟。每天按摩3次。

功效

疏风止痛、通络开窍,能抗击疼痛,点按此处可抵抗疾病引起的疼痛。

取穴

位于第一掌骨与第二掌骨间凹陷处,即手背部虎口处。

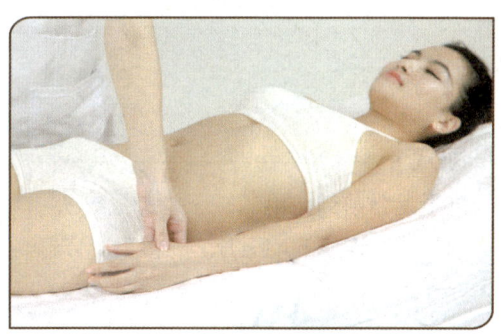

按摩涌泉穴

注解
涌，外涌而出；泉，泉水。体内肾经的经水由此外涌而出体表，故称涌泉穴。为肾经经脉的第一穴。

操作
患者取盘腿坐位或取坐位，一腿屈膝放于另一腿上，用拇指指腹点揉涌泉穴3分钟，然后对侧以同样的方法操作。每天3次。

功效
增精益髓、补肾壮阳、强筋壮骨，长期按摩此穴能防治高血压、糖尿病、肾病等。

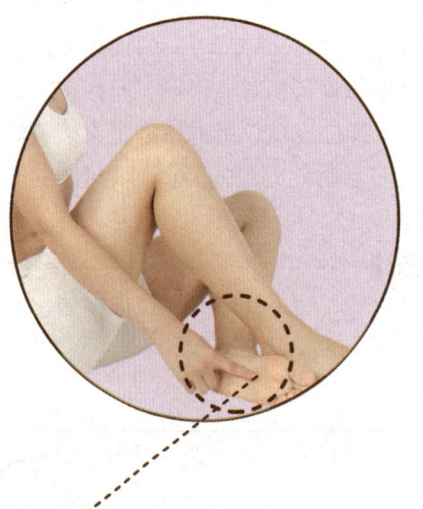

取穴
位于足掌前部，第二、三趾趾缝纹头端与足跟连线的前三分之一处。

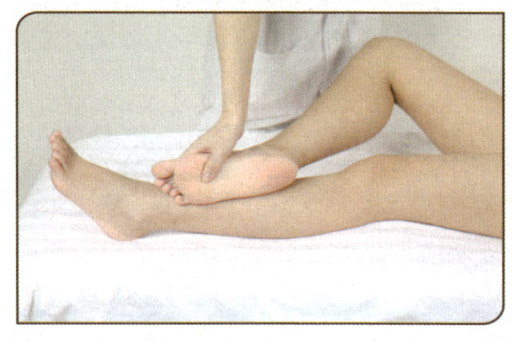

按摩膻中穴

注解

膻，胸部；中，中央、中点。本穴位于胸前正中线上，两乳头连线的中点处，故称为"膻中"。

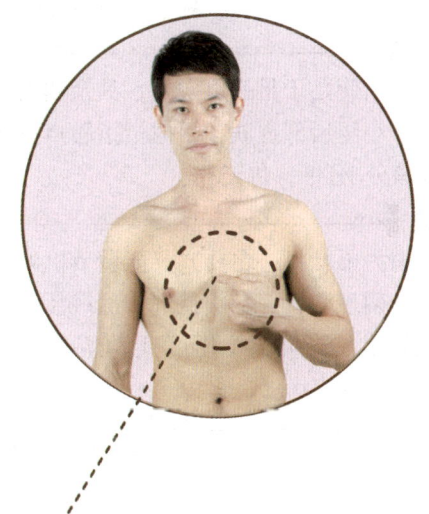

操作

将拇指内收，其余四指并拢，将指腹作用于膻中穴处，先顺时针点揉1分钟，再逆时针点揉1分钟。每天3次。

功效

膻中穴归属心包经，为治疗心脏疾病之要穴，对胸痹心痛、心悸、冠心病等有一定疗效。

取穴

位于胸部，当前正中线上，平第4肋间，两乳头连线的中点处。

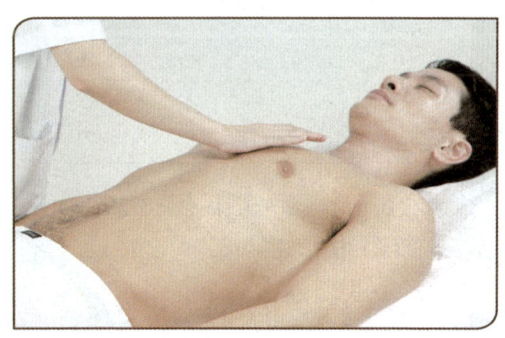

按摩足三里穴

注解
足,足部;三里,指范围。胃经气血物质在此形成较大的气血场范围,如三里方圆之地,故称之足三里穴。

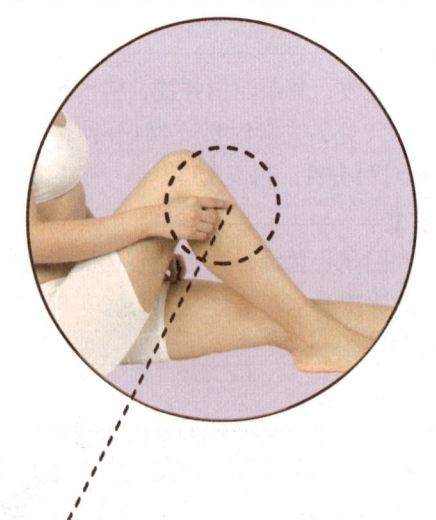

操作
将拇指指腹贴于足三里穴处,其余四指自然贴于小腿后部皮肤,用拇指指腹点按或按揉该处3分钟,每天3次。

功效
足三里为强壮身心之要穴,能调节机体免疫力、调理脾胃、补中益气、通经活络、疏风化湿,长期按摩此处可以防治高血脂及消化系统疾病。

取穴
位于小腿前外侧,在犊鼻下3寸,距胫骨前缘一横指处。

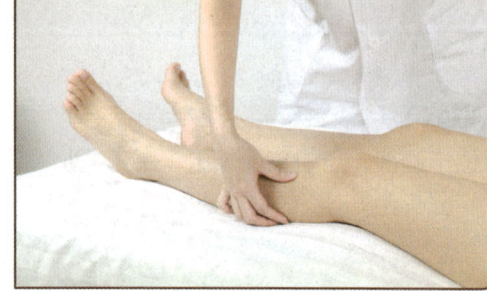

按摩三阴交穴

注解

三阴,足三阴经;交,交会。足部的三条阴经中的气血物质在本穴交会,故称三阴交。

操作

患者取坐位,拇指叠放于三阴交穴处,其余手指自然附着于小腿前部皮肤,以点按的方式按压此处,出现酸胀感时停留几秒钟,而后缓慢减压放开,如此反复操作15下,对侧穴位同。每天3次。

功效

调和气血、通经活络、宁心安神,对高血压病、脉管炎等有一定疗效。

取穴

位于小腿内侧,在足内踝尖上3寸,胫骨内侧缘后方处。

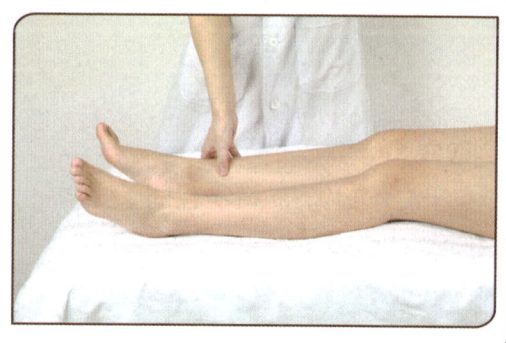

按摩内关穴

注解
内,内部;关,关卡。心包经的体表经水由此注入体内。体内经脉经水无法外出体表,如被关卡阻挡一般,故称内关穴。

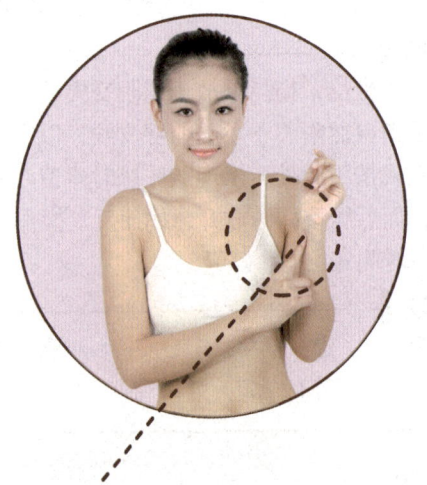

操作
用拇指指尖按压内关穴,其余四指自然放于前臂背侧,向下按时力度可逐渐加重,至有酸胀感时停留几秒钟,而后缓缓减压放开,如此按压5分钟,对侧的内关穴以同样的方法操作。每天3次。

功效
疏导水湿、宁心安神、理气止痛,能缓解心痛、心悸、胸闷等症状。

取穴
位于前臂正中,腕横纹上2寸,在桡侧屈腕肌腱与掌长肌腱之间。

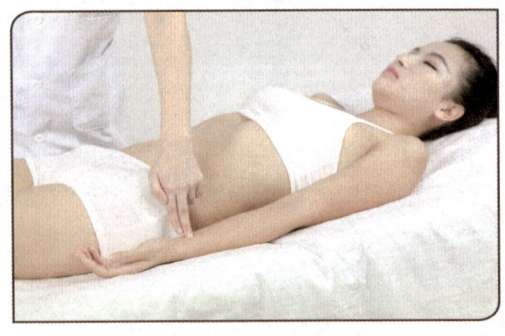

按摩中脘穴

注解
中,中间、中部;脘,胃部、胃腑。古人认为本穴位于胃部的中间,所以称为"中脘"。

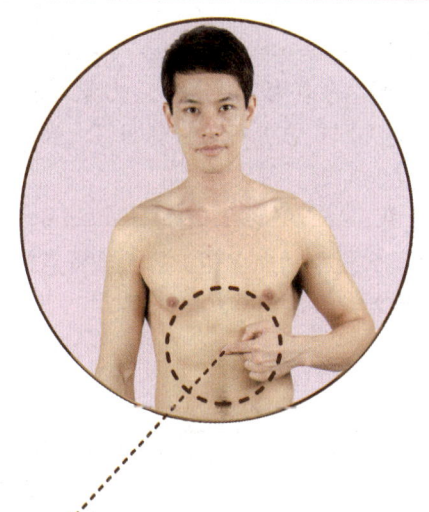

操作
将左手掌在中脘下、右手掌在中脘上,以中脘为中心打圈按摩。沿顺时针方向做40次,然后逆时针方向再做40次。每天3次。

功效
能很好地减去腹部脂肪,降低胆固醇,同时对便秘、消化不良等症状也有良好的调理功效。

取穴
位于上腹部,前正中线上,在脐中上4寸。

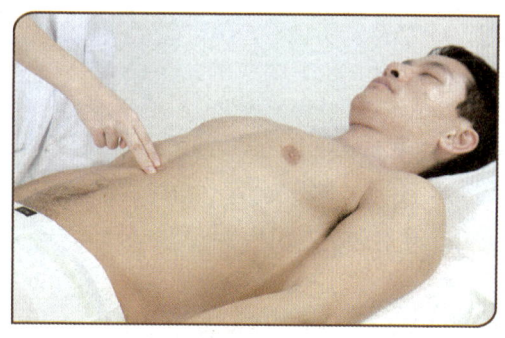

按摩血海穴

注解
血,血液;海,大。为脾经所生之血的聚集之处,范围巨大如海,故称血海穴。

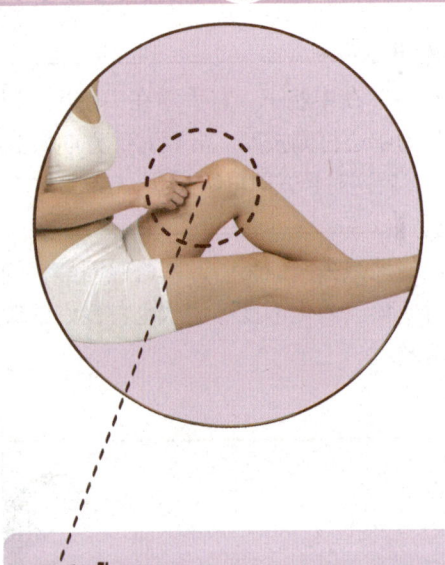

操作
点揉两腿的血海穴3分钟,力量不宜太大,能感到穴位处有酸胀感即可,操作时以轻柔为原则。每天3次。

功效
点揉该穴位能活血化瘀,每天坚持点揉,还能够治疗女性崩漏、痛经等。

取穴
位于大腿内侧,髌骨底内侧端上2寸,在股四头肌内侧头的隆起处。

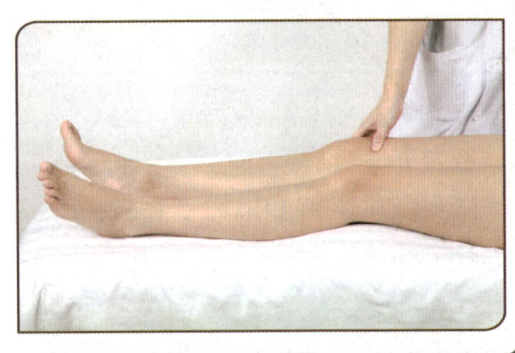